栄養でパニック障害を終わらせるロードマップ

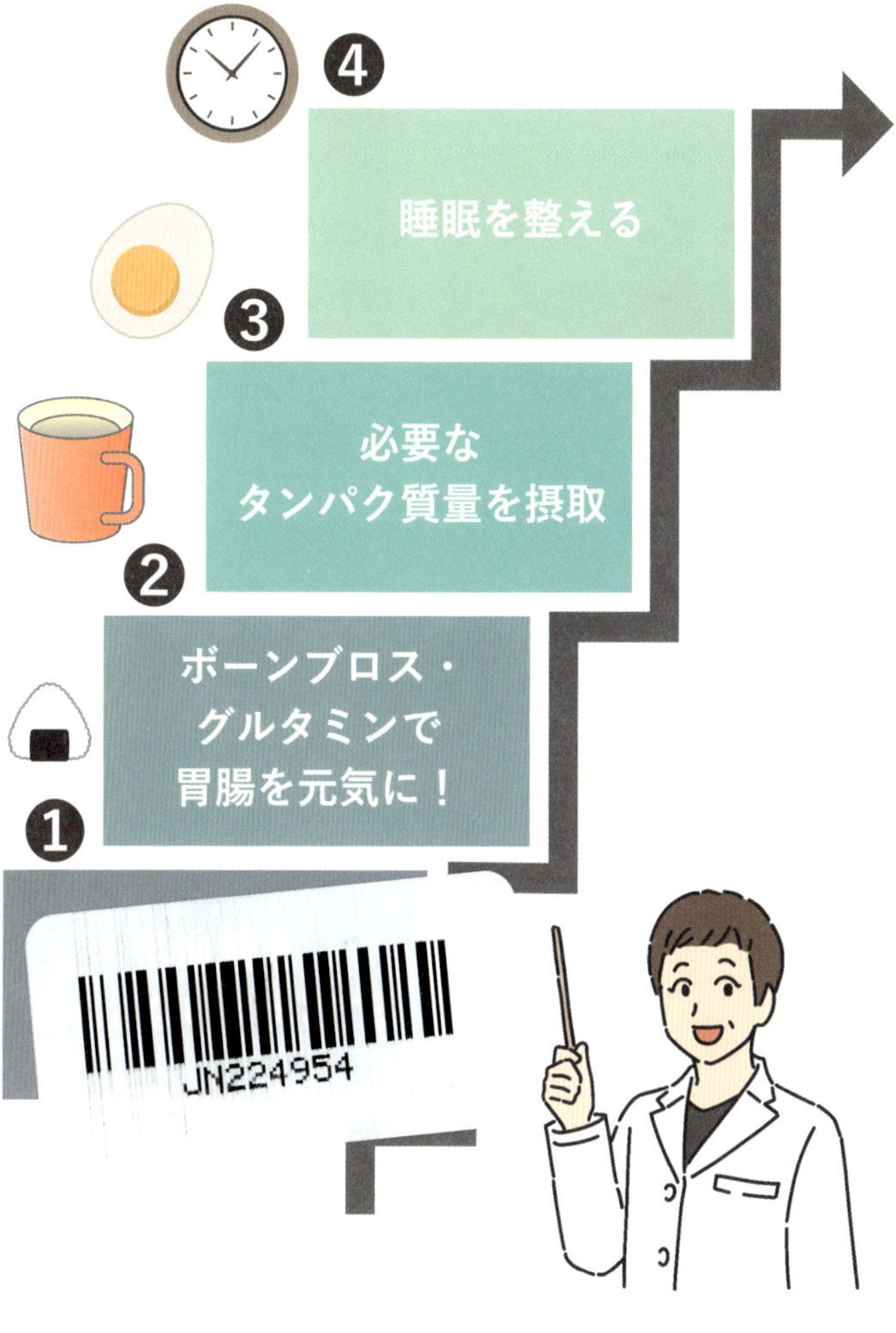

はじめに

「車の運転ができない」「バスに乗れない」「映画館に行けない」

このまま不自由に暮らさなければいけないのか？　自分の悩みは一生消えないんじゃないか？　そんな心配を不安・パニックの方は抱えています。

しかし、これから本書で述べるのは、日本人なら誰しも一度は経験するのではないかと言えるような話です。

不安・パニックが強くなると、自分のからだを制御できないような症状が起こります。すると、いつまた症状が表れるのかわからず、不安が増します。からだへの信頼感が失われると、自己肯定感はますます下がっていきます。やがて「電車にすら乗れないなんて言えない。周りからバカにされるのではないか……」と他人も信頼できなくなっていく悪循環になります。

こうした方のほとんどに共通する考え方があります。それは**「メンタルの弱さに原因がある」と自分自身を責めてしまっている**ということです。カウンセリングの現場では「周りと同じようにできない自分は弱いんです……」とおっしゃる方がとても多いのです。でも、決してそんなことはありません。

わたしは生来の虚弱体質に加え、看護師というハードな仕事も相まってからだを壊しました。なんとかよくなろうと、ありとあらゆる食事療法を試しては失敗し、12年かけてようやくたどり着いたのが栄養療法です。

自身の体調が回復したことをきっかけに、ほかの人にもこの情報を伝えようと、栄養カウンセラーに転職して、分子栄養医学専門のクリニックで栄養カウンセリングの経験を積みました。

現在は国内最大級のパニック障害コミュニティである「ニコ（ｎｉｃｏ）」に参画させていただき、不安・パニック専門の栄養カウンセリングをおこなっています。８年間でカウンセリング回数は２０００件を超えました。

不安・パニックで悩む人ほど、「治すために行動を変えなければ」と、呼吸を整えたり、ツボ押しをしたり、頭の中のイメージを変えてみたり……。世の中にたくさんある対処法を試しては挫折し、「自分は甘えている……」とますます自己嫌悪に陥ってしまっています。

しかし、わたしは**「克服できないのは本人の意志が弱いから」という努力論に対して、強い違和感をおぼえます。**苦しい状態に輪をかけて訓練や矯正を重ねて乗り越えさせようとする空気を感じるからです。そもそもクライアントは皆さん、がんばりすぎて体調を崩してしまっているのです。

カウンセリングの現場では、まずはじめにこうお伝えします。

「今の不調は栄養不足から起こっています。だから、食事を変えれば改善します。無理したり、がんばる必要はありません。もっとラクになっていきましょう」

そして、心とからだに安心感を取り戻すための食事法をお伝えしていくのです。

●簡単に変えられない食生活

「食事改善」という言葉に、多くの方が栄養バランスのとれた食事や農薬や添加物のない良質な食品などを想像します。健康になる方法は皆さんご存じなのです。しかし、食生活を変えるのは元気な人にとっても簡単なことではありません。

そもそもクライアントは日常生活を送るだけでも精一杯で「あれに変えなさい」「これをやめなさい」と言われても対応する余裕がありません。一つひとつのことは簡単だし、誰でも実践できることであっても、です。

現場でカウンセリングをしていると、**理想的な生活習慣は続かない**というのが最大の問題点だと思っています。

あるいはすでに書籍を読んだり、ネットの情報から自分なりに調べて、サプリメントやプロテインを飲まれている方もいます。

ただ、専門家のアドバイスがないと胃腸障害を起こしたり、さまざまな健康トラブルに見舞われることもあります。わたしの元にはそのようなクライアントがたくさんいます。

栄養療法は何よりも取り組む**順番**が大切です。栄養療法について一つひとつの情報は正しくても、反応は一人ひとり異なります。本来のカウンセリングであれば、反応を見ながら個別アプローチを施していくのですが、書籍ではそれが叶《かな》いません。

そこで**7万人の会員がいるニコのコミュニティで統計を取り、不安・パニックに対して改善がみられた食事方法を、カウンセリング経験とあわせて、無理なくできる手順にまとめました**。現時点で私たちがもっとも結果が出ると考えている不安・パニックに対する食事の最適解をお示しします。

栄養療法についてわたしよりも経験や知見をもつ医師の方はたくさんいます。ただ、本書はとにかく実践にこだわりました。カウンセラーに医療行為は認められていないので、わたしにできるのはあくまでクライアントが自身を治していくプロセスの提案だけです。つまり、カウンセリングの成果とはクライアント自身に実行してもらい、改善を実感してもらうことです。**クライアントの改善率94％という結果**を出せているのは、いつの間にか馴染んでいる、続けられることにこだわってきたからでしょう。わたしは、**はじめから何かを制限したり、やめるようなことは一切言わないのでご安心ください。**

改善していくためには**心地よい体感**が必要なのです。生活習慣を変えるのは容易なことではありません。つらい気持ちが少しでもあると続きません。そもそもラクになることが目的なのに、ラクになるために我慢したり、無理するというのは本末転倒ですよね。**どんどんラクになっていくことをしていきましょう。**すると、もっともっと続けたくなる。気づいたら、自然と生活に溶け込んでいます。

クライアントは皆さん、メンタルをなんとかしようとしてがんばっていま

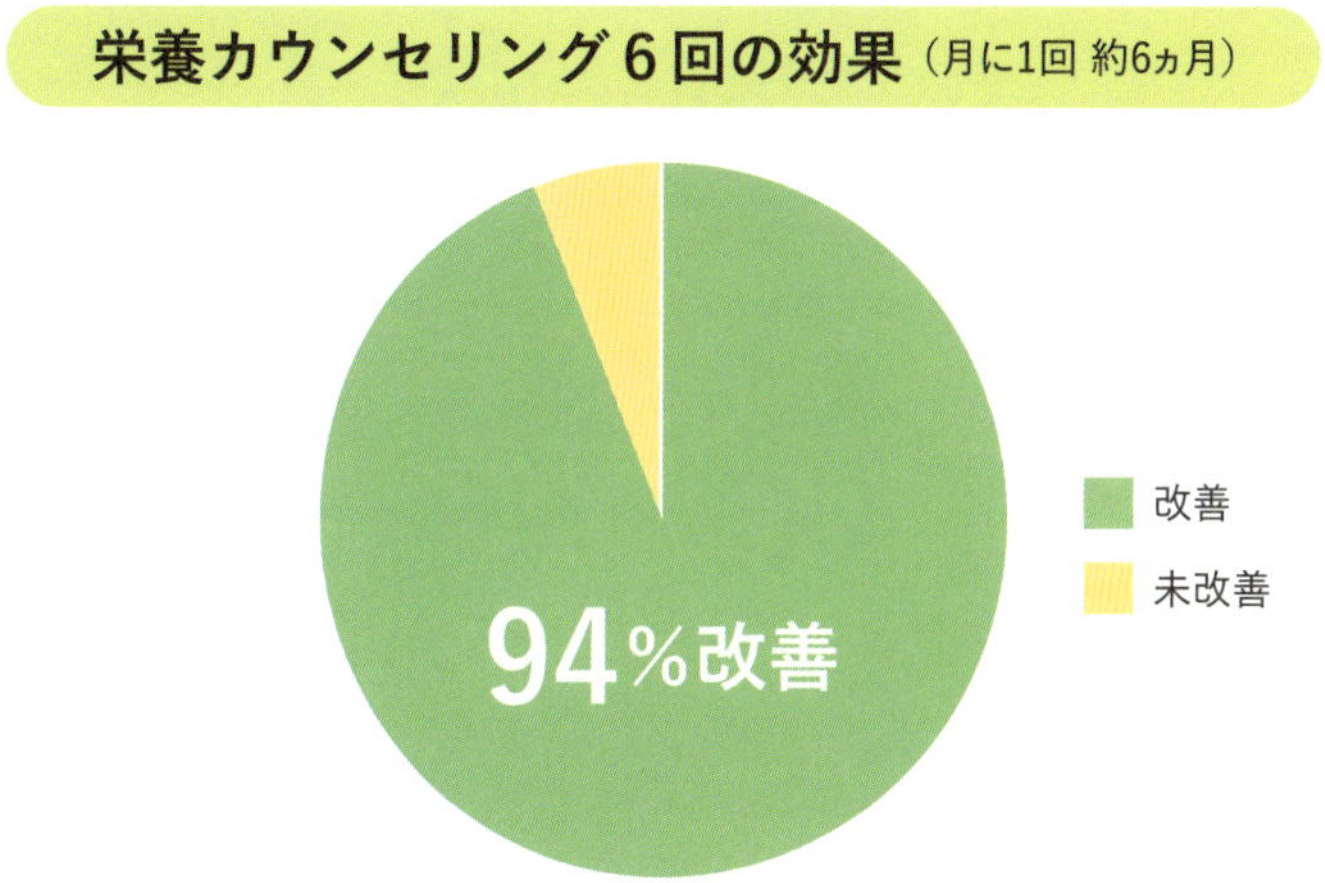

※2018～2023年の約400名のクライアントを対象に実施。毎回のカウンセリング前に入力する栄養チェック項目6分野全70項目からデータを抽出

すが、努力してもなかなか改善に結びつかないのです。

ところが、栄養が満ちてからだが安定すると、心も徐々に「大丈夫だ」という安心感を取り戻していきます。心とからだがゆっくりと手を取り合って、支え合うことで回復はぐっと早くなります。

そうして「ちょっと外に出てみようかな」「行動を変えてみようかな」という意欲や意思が少しずつ芽生えてきます。だから、パニックを克服しようとするよりも、まずはからだを元気にしていきましょう。

では、どのように体質を変えていくのか？

もっとも大切なのが**食事**です。しかし、繰り返しますが、食生活を変えるのは大変です。「糖質を抑えなさい」「揚げ物は控えなさい」「添加物に注意しなさい」など、健康になるための食事法はわかりきっています。しかし、いきなり食事制限を始めると、ほぼ確実に失敗します。

そもそも不安・パニックの方はからだのエネルギーが枯渇している状態です。そこに食事制限が加わると、活動性はどんどん落ちてしまいます。

だから、最初はエネルギーを補給していきます。今、どんな食生活を送っていようが気にしません。スプーン１杯の蜂蜜《はちみつ》をなめてみる。そんなところから始めていきます。

本書では、カウンセリング現場で培った、不安・パニックの克服に特化した具体的な食事法を紹介します。もっとも取り組みやすく、効果が出ているクライアントへの提案をそのまま書きました。ぜひ第1章から順番どおりに試してみてください。

ラクになった結果、自然とよくなっている。不安・パニックの克服とはそういうものです。

「電車通勤ができるようになった」
「1日気分よく過ごせるようになった」
「朝まで眠れるようになった」

別人のように元気になったクライアントも、最初はほんの小さな改善から始めました。そして、健康習慣が身についたら、もう不調だったころの自分には戻れません。「体調がよくない」と感じたら、すぐに軌道修正できるようになるからです。

じつは、本書は不安・パニックの方だけではなく、健康な方にも役立つ内容となっています。栄養療法の基礎のうえに成り立っているからです。栄養療法の関連本でよく言われているものもあると思いますが、より具体的に実践しやすい内容にこだわって、一つひとつの食品名まで精査しています。

ぜひ、一生ものの健康知識として、肩の力を抜きながら読み進めていただければさいわいです。

目　次

Conotents

第6章 睡眠はもっとも効果的な修復

第1章

脳疲労から
メンタルの不調が
起こる

あなたの脳は疲れている

不安・パニックでお悩みの方は全国に20万人以上いると言われています。ただ、症状は人それぞれ異なり、決定打と言えるような治療法も確立されていません。

しかし、カウンセリングをしていて感じるのは、**クライアントのほぼ全員がストレスを抱えている**ということです。

長期的に強いストレスを受けると、私たちの脳は疲れてきます。環境の変化、肉体的な消耗、さまざまなストレスがありますが、なかでも人間関係によるストレスがもっとも脳を疲弊させると言われています。

これはネガティブな関係性だけでなく、ポジティブな間柄でも起こります。

「上司がすばらしい人で、ほめられたいという思いでがんばってきました」

こう語ってくれたのは、営業部から企画部へ異動した桃恵さん（仮名）です。営業でいい成績を収めて、念願叶って企画職に就けたのですが、6年間働いたころ、ある朝まったくからだが動かず、ベッドから起き上がれなかったそうです。

残業も多いハードな環境でしたが、仕事は大好き〝だと思っていた〟ので、まさか自分がメンタルを崩すなんて思いもよらなかったようです。

桃恵さんは「今になって思うと、それは私がやりたかったことではなくて、誰かの評価が欲しくてやっていたことだったんですよ」と話してくれました。

本心からやりたくないことで無理を重ねた結果、からだから最終宣告としてベッドから起き上がれないというメッセージが来たということなのです。

その後、自分のがんばり癖に気がついて、ワークライフバランスを見直すことでストレスが軽減しました。

不安やパニックなどの精神的な症状なのか、慢性疲労などの肉体的な症状なのか、出方が違うだけで、長い人生のなかで誰もが脳疲労を経験します。

脳疲労になりやすい人には、次のような共通した性質があると言われています。

脳疲労になりやすい人の性質

- □ 真面目
- □ 責任感が強い

□勤勉（がんばりすぎる）
□頼み事を断れない
□自分が我慢すればよいと考えがち
□「ありがとう」より「すみません」の気持ちのほうが強い
□「〜べき」「〜でなければならない」という考えが強い

これらを一言で表すなら、「がんばり屋さん」ですよね。たとえば、部署を異動して慣れない職場環境のなかで、人に迷惑をかけないように、他人に頼らず自分で解決しようと仕事に取り組む。何かをしてもらうと「ありがとう」よりも先に「すみません」という言葉が出てしまう。どうですか？　日本人の性質そのものだと思いませんか？

つまり、私たち日本人は、誰でも脳疲労に陥りやすいと言えるのです。

カウンセリングの現場でも「お友だちのママと比べたらわたしなんて……」と努力を低く見積もって、自分を認めていないクライアントがたくさんいます。そもそも、からだが悲鳴を上げていることにすら気づいていないのです。

ストレス過多だと元気になる⁉

なぜ「からだの悲鳴に気づかない」のかと言うと、私たちのからだはストレスに晒《さら》されてもうまく対応しようとするからです。

人によって幅がありますが、ストレスがかかっても平均して5〜10年は元気だし、意欲も湧いてくるし、充実感も伴います。

なかには、経営者のように強いストレスがかかっていても何十年とがんばれる人もいます。皆さんも周りにいつもエネルギッシュで、睡眠時間も短く、ハードワークしている人はいませんか？　でもそれはよいことばかりとは限りません。

●抵抗期

本人としては絶好調でとにかくがんばれてしまう。これを抵抗期と言います。ストレスを受けながらも、自覚していない状態です。これが続けば、どんな人でも必ず体調を崩します。

クライアントのなかには、身を粉《こ》にして会社のために何十年もがんばって働いてこられて、まだ40代なのに命にかかわる大病を患ってしまった方もいます。そこまでいってようやく無理を続けることに〝強制終了〟がかかります。

一見好調な抵抗期は、誰にとってもずっと続かないのです。

●移行期

抵抗期で異変に気づいてうまく休めるといいのですが、本人は絶好調と感じている場合が多いので、がんばる選択を続けてしまいがちです。そもそもがんばっている自覚すらないことのほうが多いです。

このがんばりが長期間続くと心身の状態が不安定になっていきます（移行期）。具体的には、仕事中はバリバリ働けても、家に帰った途端に電池が切れたように無気力になったり、休日は1日中寝て過ごすといったように活動性のムラが生じます。眠れなかったり、情緒不安定になったり、倦怠感《けんたい》がなくならないこともあります。

わたしのカウンセリングをはじめて受けに来られる方は、ほとんどが移行期にいます。

疲弊期

不調はからだのサインです。「これ以上、無理をすると壊れてしまう」とからだが警告を発してくれているのに、無視し続けていると移行期を過ぎて、今まで当たり前にできていたことができなくなります。人によってはうつ状態に見えることもあります。

この疲弊期まで来てようやく休める人もいます。不安・パニックに悩まれる方は自分に厳しい（自分を裁く）傾向が強いため、なかなか**自分に「休んでいい」という許可を出せないのです。**

自分自身だけでなく、他人にも厳しい目を向ける人もいます。他者に対して不寛容になって攻撃性が高まり、そんな自分にも落ち込んでしまいストレスを溜め込んで、体調がますます悪化するという悪循環に陥ります。

移行期や疲弊期で心身に不調をきたし、今までできていたことができなくなると、多くの方は「自分は能力が低い」「ストレスに弱い」などとジャッジしてしまいがちです。この思考でますます脳疲労が増していきます。しか

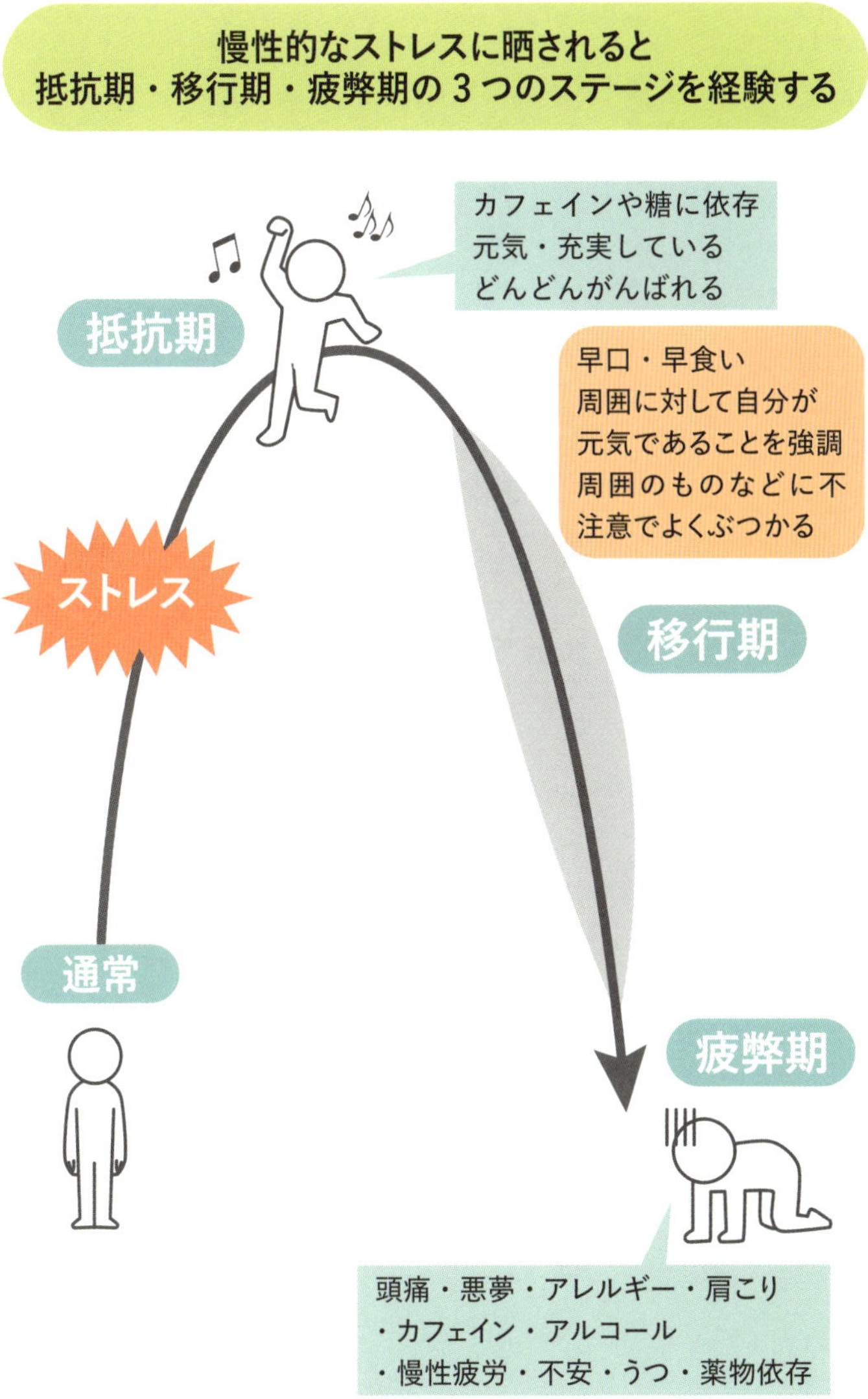
慢性的なストレスに晒されると
抵抗期・移行期・疲弊期の3つのステージを経験する
カフェインや糖に依存
元気・充実している
どんどんがんばれる
抵抗期
早口・早食い
周囲に対して自分が
元気であることを強調
周囲のものなどに不
注意でよくぶつかる
ストレス
移行期
通常
疲弊期
頭痛・悪夢・アレルギー・肩こり
・カフェイン・アルコール
・慢性疲労・不安・うつ・薬物依存

し、**決して心が弱いから起こる症状ではない**のです。

ここまででストレスに対抗するために、私たちは「抵抗期・移行期・疲弊期」の3つのステージを経験することがわかったと思います。ただ、抵抗期や移行期は自覚症状があまりありません。

そこで自分が今どのステージにいるのかをチェックするためのシートをご用意しました。

次の二次元コードを読み取ってLINE登録された方に無料でプレゼントいたします。それぞれの段階ですぐにできる対処法もまとめています。ぜひご活用ください。

メンタル不調のステージ
レベルチェック
&
今すぐできる対処法3選

不調は緊急停止のサイン

こんなエピソードがあります。夫が定職につかずフラフラしていたころ、ある朝、わたしは怒りが頂点に達して大声で泣きながら怒鳴り、とても悲しい気持ちのまま出勤しました。その日は職場健診の日だったので、そのまま採血したのですが……。

仕事が終わって帰宅。夫婦喧嘩は犬も食わないと言いますが、わたしはすっかり機嫌が直って、そのまま二人で遠方にキャンプへ出かけました。すると、慌てた様子で勤務先の病院の医師から電話がかかってきました。

「神楽さん今どこにいるの？　すぐに戻ってこれる？」

「どうかしましたか？」。わたしが平然と聞き返すと、電話口の医師は「いや、話している感じは大丈夫そうだね……」と落ち着きを取り戻しました。

詳しく話を聞くと、職場健診でわたしの血糖値が980mg／dlもあったのです。なんらかの検査トラブルを疑ったものの、ほかの検査データにはまったく異常がないので急いで電話をしてきたということでした。

医師はわたしがキャンプを楽しんでいることに安堵《あんど》して「少しでも異常を感じたらすぐに戻ってくるように、そして帰ってきたらすぐに再検査をします」と言ってくれました。

何事もなくキャンプを終えて、後日再検査を受けると、結果は80mg／dl。検査値の異常は笑い話で終わりました。それ以後の職場健診でも血糖値が問題になることはありませんでした。

当時は知識がなかったので、不思議な出来事として終わってしまいましたが、全然笑い事ではなかったと思います。ストレスの影響で大量の**コルチゾー**

ル（別名：ストレスホルモン）が分泌されて血糖値が跳ね上がり、多大な負担をからだにかけていたからです。

私たちが長期的なストレスに晒されると、脳がコルチゾールというホルモンを出すように副腎に指示を出します。これはからだがストレスに適応し、生き延びるための「ストレス応答システム」の一部です。

コルチゾールは糖代謝を調整して血糖値が下がらないようにしたり、血管を収縮させて血圧を維持します。ほかにも免疫を抑制するなどさまざまな作用があります。

コルチゾールの仕事のなかで、もっともメンタルに直結するものが**血糖値の維持**です。ストレスがかかると交感神経と副交感神経のバランスが崩れて自律神経が乱れます。たとえば、ジェットコースターに乗ったときに、

「キャー」と叫ぶ人は交感神経優位、気絶してしまう人は副交感神経優位になってしまう人です。こうしたストレス状態に対抗するために、血圧や血糖値を保つよう働きかけるのがコルチゾールです。

ストレス下ではコルチゾールの作用で、体感的には絶好調と感じます。しかし、これはほんとうに体調がよくなっているというより、ハイになってがんばっている状態です。長くは続きません。

やがて脳が疲労し、うまく指示ができなくなり、コルチゾールが足りなくなります。

そこで脳は、コルチゾールが担っていた仕事を時にほかのホルモンに代行させます。ここで登場するのが**ノルアドレナリン**や**アドレナリン**です。コルチゾールとは少し違うやり方で代行するために、不調が起こります。この一連のメカニズムは後述します。

これらのホルモンが分泌されることで交感神経が活性化して、動悸《どうき》、呼吸苦、イライラ、全身の緊張、手足の冷え、肩こり、首こり、夜間の中途覚醒、歯ぎしり、食いしばり、不安や焦燥感など、さまざまな症状が出るのです。

どうですか？　パニック障害の症状に酷似していると思いませんか？

クライアントに話を聞くと、パニック発作が起こるときに自覚する症状の多くが共通します。[※1,2]

パニック障害は「メンタルが弱いから起こる」と考えられがちですが、このように生化学的な仕組みで説明できるのです。

コルチゾールが枯渇した状態では、精神的にも肉体的にも余裕がなくなるので、視野が狭くなる傾向にあります。たとえば、人間関係でそこまでセンシティブな問題がある間柄ではないのに、相手の言動が気に障ってイライラしたり、傷ついたりもします。もしかしたら、自分のストレス耐性が下がっていて、いつもと感じ方が違っているだけかもしれないのです。

あるいは、以前の自分ならうまく順応できていた環境の変化にも、対応できなくなります。たとえば、忙しい部署に配属された、夫が単身赴任になって子育てを一緒にしてくれる人がいなくなった、面倒なご近所さんと付き合わなくてはいけなくなったといったことです。

人生がうまくいかなくなると、自分に失望しがちですが、決して「能力が低い」とか「メンタルが弱い」とかいう話ではありません。

「以前は朝から晩まで働けたのに、最近は夕方になると集中力がなくなってくるんです。どうしたらパフォーマンスを保てますか？」

カウンセリングの現場では、よくこういう相談をされるクライアントがいます。詳しく話を聞いてみると、「なかなか寝つけず、週に3〜4日はよく眠れません」と、かなりの頻度で不眠症状が出ていたりします。

これでは夕方に集中力がなくなって当然です。むしろ、週の半分が満足に寝られていない状況なのに、疲れやすい程度でよく保っているなと尊敬します。疲れていたら休憩すればいいし、昼寝をしたっていいのです。

自分のからだをほめてあげてください。普通なら倒れてしまうような状況でも、あなたのからだは踏みとどまって何年もがんばってきたのですから。いまだに走り続けようとしている、そんなあなたに症状という形で「少しのあいだお休みが必要です」というお知らせがきました。立ち止まるべき時がきているのです。

でも、安心してください。クライアントを見ていても、改善に取り組んで半年もすれば寛解します。長い人生のなかでそこまで時間はかかりません。

失敗するパターン「元気な自分にすぐ戻ろうとする」

ここで突然ですが、質問です。

「あなたに起きている不調がスッキリ解消したとき、どんな毎日を送っていますか？」

もしかしたら、バリバリと仕事をがんばっていたり、毎日忙しく飛び回っているような姿を想像した方もいるかもしれません。

抵抗期の話を思い出してほしいのですが、精力的に活動できたり、無理をしてでも他人のために行動できてしまう人も多いです。

ただ、この時期にがんばりすぎたために、不調が起こってしまったことを忘れないでください。

わたしは長いあいだ、救命救急の現場で看護師をしていました。これは肌感覚でしかありませんが、サラリーマンよりも圧倒的に中小企業経営者の方が多く大動脈破裂など重篤な病気で運ばれてきました。

当時は「サラリーマンは定期的に健康診断を受けているから、未然に病気を防げているのかな？」程度にしか思っていませんでした。

ただ、個人事業主になってみて、独立するとどれほどのプレッシャーがかかるのかを肌身で実感しました。自分が休んでしまえば売上がつくれません。それでも毎月の支払いはなくならないので、朝から晩まで働くことになります。経営者はつねに明日の売上を考えて、土日は接待ゴルフのあと、お付き合いで飲みに行くというのは仕方がないなと納得しました。さらに人を雇うプレッシャー、他人の人生の一部に責任をもつストレスは計り知れません。

抵抗期が続けば続くほど「あの人はいつも元気だね」と周りからは思われます。そして、ある日突然、末期の肝臓がんだと告知されたり、脳梗塞や心筋梗塞を発症する。生命の危機に瀕《ひん》するまで、立ち止まれない人もいるのです。

パニック障害はほんとうに苦しいものでしょう。でも、できることなら、重篤な病気に罹《かか》る前に、パニック発作が出てよかった、異変を察知できるからだでよかったと思考を切り替えてほしいのです。

私たちのからだには、ストレスに対抗するホルモンが備わっているので、プレッシャーを跳ねのけ、自己実現のために努力することができてしまいます。からだにがんばってもらうことを覚悟のうえで、そういう時期が短期的にあってもいいと思います。

ただ、朝から晩まで集中力が続くような状態を理想としないでください。疲れたらこまめに休息を取ること。決して無理を長期化させてはいけません。

クライアントは総じて性格的にがんばり屋さんですから、「まだまだ大丈夫と思っても必ず休みを取ること。決して忙しい状態を長引かせないことだけは肝に銘じてください」と釘を刺しています。

目標を抵抗期の自分にするのはNG
（また落ちる）

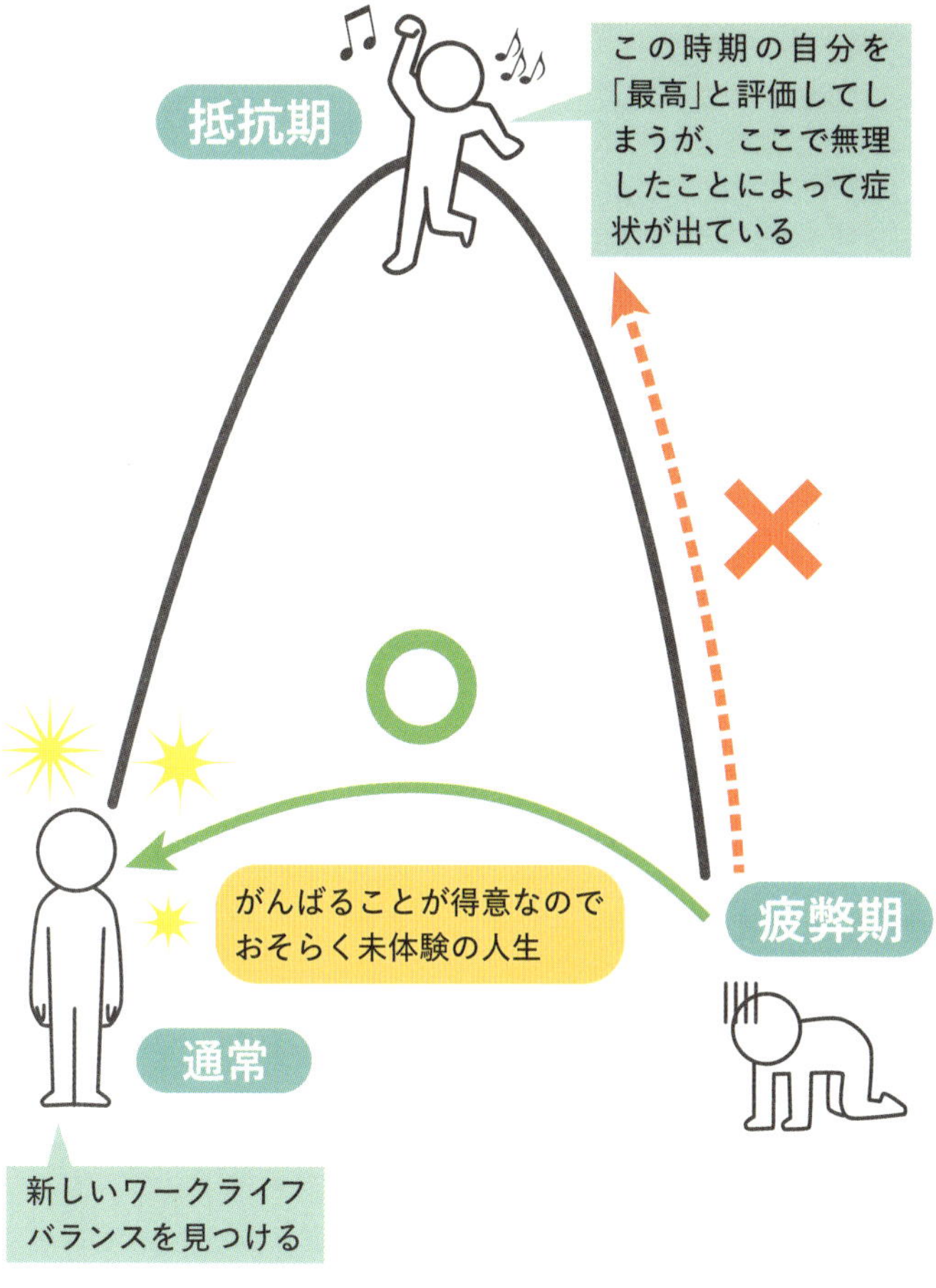

不調に気がついた今、休みながら新しい人生の塩梅《あんばい》を探っていきましょう。すぐにバリバリとがんばっていたころの自分に戻ろうとすると必ず失敗します。天に向かってボールを投げる（元の位置に戻ってくる）ようなものです。

食事を変えると、人によってはその日のうちに効果を実感することもあります。ちょっと回復した状態でまた元の自分に戻れば、結果が出て達成感もあるでしょう。そこから中毒のようにどんどん意欲的になっていくこともあります。

ただ、その状態は長く続きませんし、いずれ大病を患うような事態にもなりかねません。

経験上、**「体調がよくなり始めた」と実感するまでに1ヵ月は必要です。**

そして、**目に見えてよくなった体感を得るのにはどんな人でも最低3ヵ月は**

かかります。本人は回復したつもりでも、からだはまだまだ本調子ではなく、無理をしてまたすぐに症状が再発するという例をたくさん見てきました。

わたしのクライアントは40～50代の女性が中心です。更年期も重なり「太りやすくやせにくくなった」と感じている方が多く、体調の回復を感じるとダイエットのために激しい運動を始めてしまったりします。すると、みるみる体調が悪くなっていきます。

「すみません。元気になったので少しでもやせようと思って毎朝ランニングを始めたのですが、風邪を引いてしまい……。こじらせて体調が回復しないので、食事改善も思ったように進んでいません」

これはせっかく入ってきた栄養素が運動により筋肉の修復などに使われて

てしまった状態です。栄養不足だと少しの食事改善でも、とても元気になった感覚が得られます。しかし、そこで活動意欲を抑えてからだの再生・修復を優先することが大切です。その後にメンタルが安定してくるからです。

そもそも、やせにくいのも必要な栄養が得られないためにからだが省エネモードになっていることが原因です。

不安・パニックの方は総じて責任感が強くがんばり屋さんだと述べました。体形に関しても厳しいボディイメージをもっていて、ストイックに自分を追い込む傾向にあります。

もちろん、ダイエットだけでなく、仕事や家事で無理をしてしまう人もいます。50代の女性は「元気になったことがうれしすぎて調子に乗りすぎました」と、カウンセリングの始めから怪訝《けげん》な表情を浮かべていました。

これまでは症状がつらく、パートもやめて友人とのランチも断ってばかり

不安・パニックに悩む期間が長ければ長いほど
栄養療法に取り組んでも改善に時間がかかる

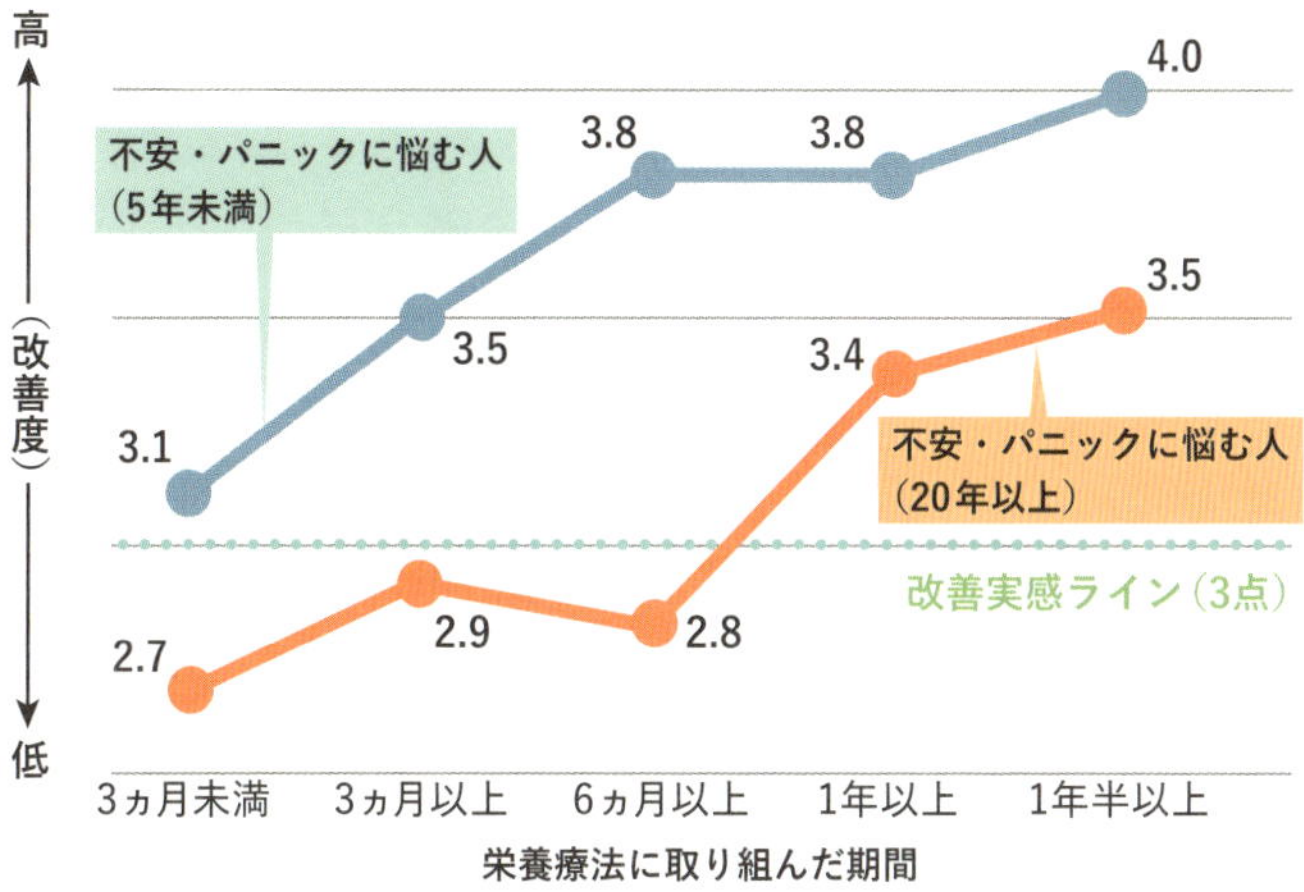

いましたが、食事改善によって体調の回復を実感し、仕事を再開して、友人との遊びの約束もちらほら入れ始めたところで体調を崩したというのです。不安も増してすべてが振り出しに戻ったようだと話していました。

この時期のクライアントには「動き出したくなってもグッと堪《こら》えて、自分を癒すことに気力と体力を使ってください」とお話しします。

実際にクライアントの統計を見ても、不調が長引けば長引くほど改善を実感するまでに時間がかかっています。発症してからすぐ対策したほうがよくなりやすいのです。

とくにパニック障害の方は、自分よりも他人のためにがんばる傾向にあります。家族や仕事仲間など、周りの人たちのためにもゆっくり回復させてください。何より**自分のためだけに休んでいいということも忘れないでくださいね。**

回復を急がない

「朝まで眠れるようにはなりました。でも予期不安は変わりません。ほんとうによくなりますか？」

食事改善を始めて1～2ヵ月で少し体感が出てきたころに、こうおっしゃるクライアントがいます。予期不安というのは、パニック発作を経験したことによって、「またあんな目に遭《あ》ったらどうしよう……」と想起してしまうことで起こる不安感です。これによって多くのパニック発作経験者の行動が制限されていきます。

当たり前ですが、**最優先で細胞が修復されるのは、生命維持にかかわるところ**からです。人体は必要な栄養を生命維持に重要なところから使っていきます。

からだが安定してから心が安定します。睡眠の質が向上したというのは、からだを安定させるための準備が整ったということです。からだの修復に睡眠は非常に重要ですから、しっかり寝られるというのは大きな前進です。

からだの統括部長を心、からだの再生・修復をするさまざまな働きを社員と見立てて考えてみましょう。栄養という材料を使って、社員たちはせっせと生命維持に必要なところを修復し始めます。1〜2ヵ月、必死に働いてようやく自律神経が整い、朝まで満足に寝られるようになりました。

「不安を和らげるための土台ができたぞ！　いよいよからだを安定させる作業に入れるぞ」と社員たちが準備を始めるさなか、統括部長が出てきてこんなことを言うのです。

「わたしが欲しいのは予期不安の解消だから何も変わっていない。早く消しなさい！」

あなたはこんな上司の下で働きたいですか？

心とからだには密接な関係があります。お互いが仲違《なかたが》いしていたら、元気になれません。からだの声に敏感になってあげてください。

「ここまでの結果を出すために、よくがんばってくれたね。任せても大丈夫だね。これからも楽しみにしているよ」

少しでも改善を感じたら、こうやって自分のからだをほめてあげてください。回復を焦ってよいことはひとつもありません。

抵抗期は5～10年続くと述べましたが、多くの方が長年蓄積されたダメージを無視して、すぐにメンタルを安定させたいと急ぎます。

しかし、からだの回復には順番があります。からだの安定は手付かずのまま、心だけを安定させることはできません。そして、からだの生理的な回復には時間が必要です。

第2章

日本人を悩ます副腎疲労

副腎疲労がメンタルに影響する

ここまでストレスによって脳が疲労するとコルチゾールの分泌がうまくいかなくなり、ノルアドレナリンやアドレナリンが代わりに仕事をすることでさまざまな不調が表れ、最終的には心にまで影響をおよぼして、パニック障害につながってしまうと説明しました。「ストレスはからだに悪い」という理由もわかったと思います。

本章ではこのメカニズムをさらに具体的に説明していきます。少し医学用語も出てきますが、細かくおぼえる必要はありません。「こういうシステムが働いているんだ」と大枠を理解していただければ十分です。

＊＊＊

私たちのからだには、腎臓の上に副腎という小さな臓器が存在しています。副腎の仕事はたくさんのホルモンを出すことです。第1章で述べたコルチゾール、ノルアドレナリン、アドレナリンの3つのホルモンはすべて副腎でつくられます。コルチゾールが副腎の外側である副腎皮質から、ノルアドレナリンやアドレナリンは副腎の内側の副腎髄質から分泌されています。

これは量が多すぎても少なすぎても問題で、副腎がホルモン分泌異常を起こしている状態を「副腎疲労（Adrenal fatigue）」と言います。医学用語ではありませんが、アメリカから副腎疲労の概念が入ってきたときに付けられていたこの名称で一般的に知られています。本書でも副腎疲労で統一していきます。

「職場に気の合わない同僚がいる」「ママ友とのお付き合いがしんどい」といった持続的なストレスがかかると、左図のとおり、脳の視床下部から下垂体へ「副腎からコルチゾールを出しなさい」という指令が送られます。すると、下垂体の指令に従って副腎皮質からコルチゾールが分泌されます。この回路をＨＰＡ軸（Hypothalamic-pituitary-adrenal axis）と言います。

一方、「急に車のクラクションを鳴らされて驚く」といった瞬間的なストレスに対しては交感神経・副腎系の回路が機能します。これは下垂体を介さず、神経に直接作用するので反応がとても速い緊急用の回路です。視床下部から脊髄神経を介して、副腎髄質からノルアドレナリン、アドレナリンが分泌されます。

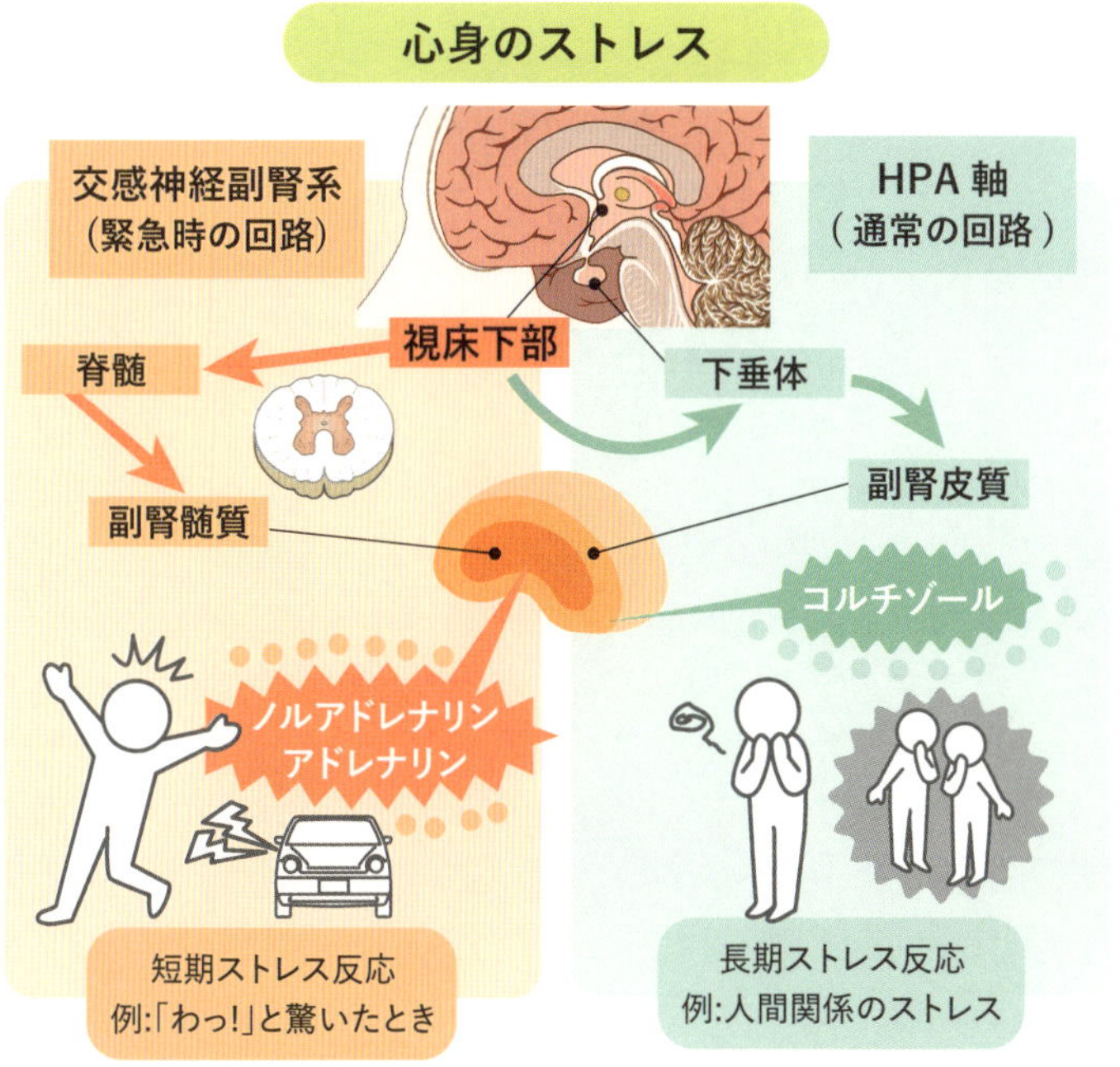

心身のストレス
交感神経副腎系
（緊急時の回路）
HPA軸
（通常の回路）
視床下部
脊髄
下垂体
副腎皮質
副腎髄質
コルチゾール
ノルアドレナリン
アドレナリン
短期ストレス反応
例:「わっ!」と驚いたとき
長期ストレス反応
例:人間関係のストレス

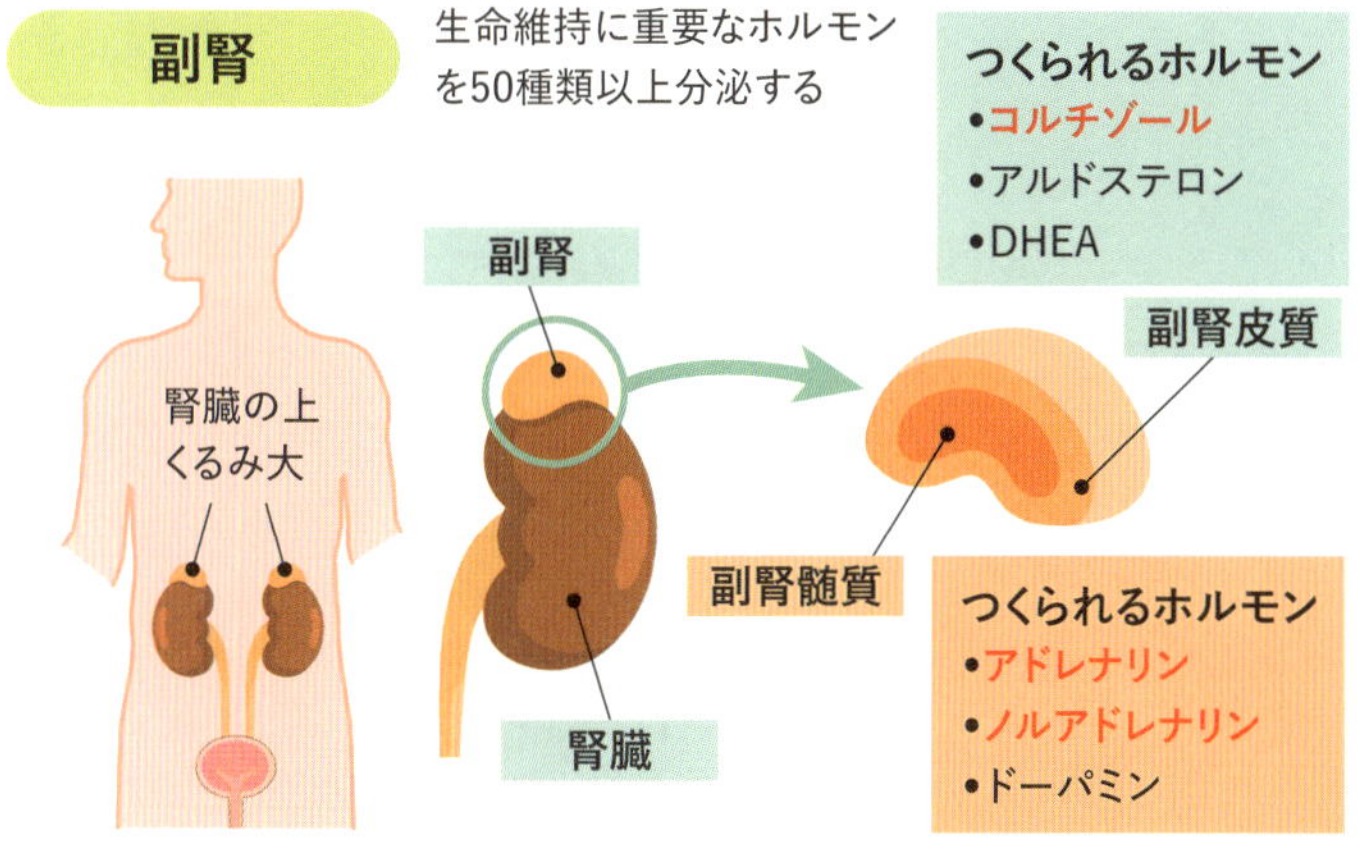

副腎
生命維持に重要なホルモン
を50種類以上分泌する
つくられるホルモン
•コルチゾール
•アルドステロン
•DHEA
副腎
副腎皮質
腎臓の上
くるみ大
副腎髄質
腎臓
つくられるホルモン
•アドレナリン
•ノルアドレナリン
•ドーパミン

このように私たちのからだでは、ストレスがかかったときに２つの回路が働いています。

しかし、**ストレスが長期にわたってかかると脳が疲労して下垂体の機能が低下します。**副腎に対する指示もうまくいかなくなってコルチゾールが出にくくなります。副腎疲労の状態です。

そこで**視床下部は緊急用の回路を使い、ノルアドレナリン、アドレナリンを分泌させます。**

副腎疲労チェックリスト

- □目覚まし時計が鳴っても朝なかなか起きられない
- □目が覚めても起きられず、しばらくじっとしている

- □朝食が食べられない
- □甘いものやしょっぱいものが欲しい
- □好きなことをしていても疲れやすいと感じる
- □ストレスに対処できなくなった
- □ケガや風邪の治りが遅くなった
- □性への興味が低下している（性欲がない）
- □倦怠感がある
- □カフェインがないとがんばれない
- □考えがまとまらない

これらがひとつでも当てはまれば、副腎疲労を起こしている可能性があります。

そして、ノルアドレナリン、アドレナリンは不安、動悸、イライラなど、パニック発作の代表的な症状を誘発します。副腎が疲労したことがメンタルにまで影響するのです。

パニック障害においては、脳が疲れている、引いては副腎疲労を起こしていると考えてアプローチすることが効果的です。

コルチゾールを使いすぎると起こるリスク

ストレスを感じるとコルチゾールが分泌されますが、これはストレスというダメージに対してからだが適切に対応できるように、さまざまな生理反応を引き起こすためです。具体的には次のような作用が挙げられます。

- 血圧の維持：ストレス状況下では、からだが迅速にエネルギーや血液の供給を必要とするため、必要な血圧の維持や上昇をサポートする
- 血糖値の上昇：からだがエネルギーを必要とする際に、すぐに使えるエネルギー源を供給するために肝臓での糖新生を促進し、血糖値を上昇させる
- タンパク質の分解：筋肉などのタンパク質を分解し、アミノ酸を生成することで血糖値を上昇させたり、損傷した組織の修復に利用する
- 抗炎症作用：免疫反応を抑え、炎症を鎮《しず》める
- 免疫抑制作用：免疫系の働きを抑え、自己免疫疾患などを抑制する

こうしたコルチゾールの作用によって、さまざまな生理機能が調整されて、私たちは外的なストレスや環境の変化に適応できます。このため、コルチゾー

コルチゾールの日内変動（正常時）

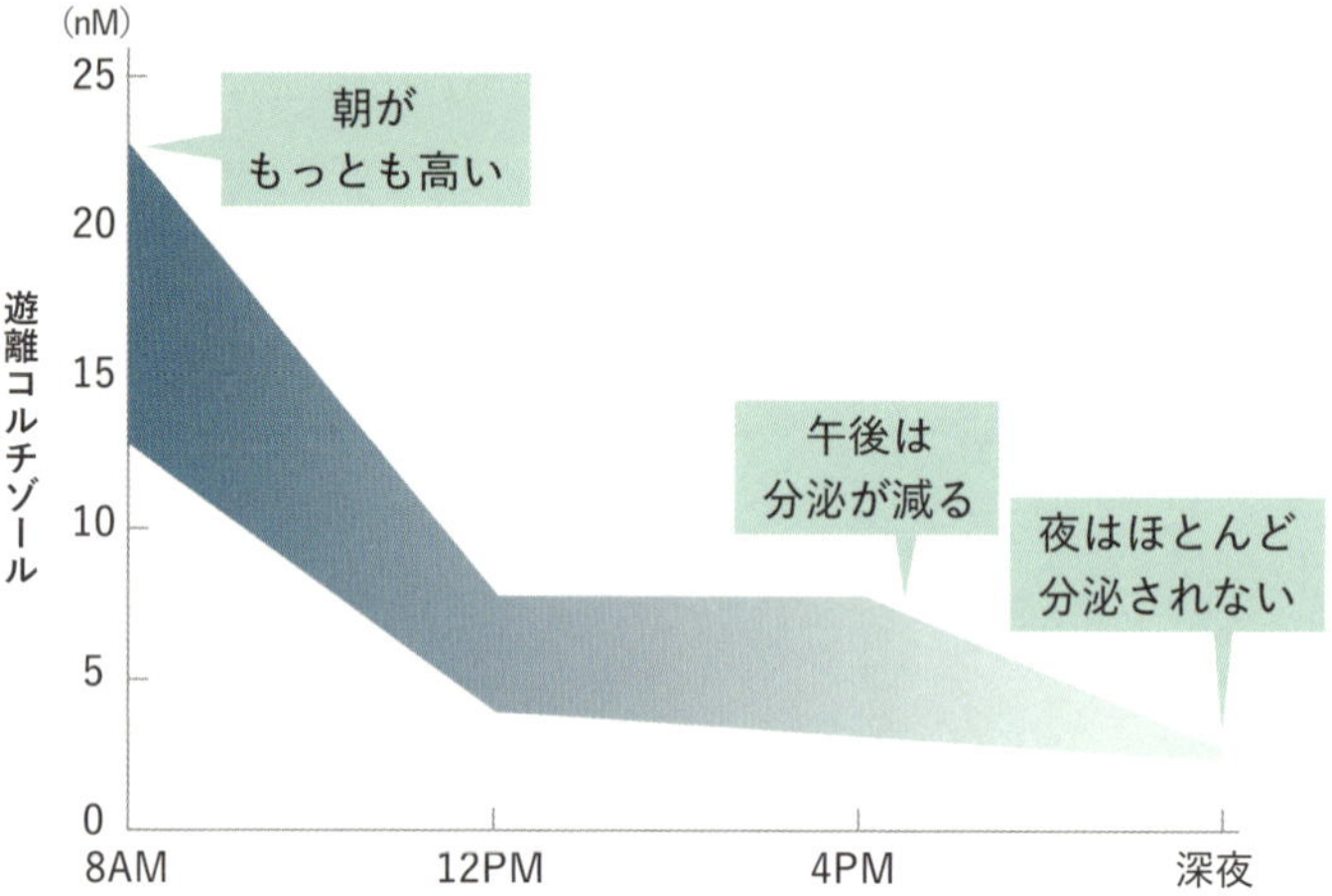

ルは目覚めてから活動し始める時間帯である朝8時ごろまでにもっとも多く分泌され、正午を迎えるとピークアウトして、夜になるにつれ少なくなっていきます。

ただ、私たちは仕事や人間関係などのストレスにつねに晒されており、コルチゾールを過剰に分泌してがんばっている人たちがたくさんいます。

コルチゾールを大量分泌させる要因

・慢性的なストレス（おもに人間関係）
・さまざまな心理的プレッシャー
・重労働
・昼夜逆転生活
・血糖値の乱高下を伴う食事
・体内の慢性炎症

まさにこれらは私たち現代人の生活に多く当てはまるものですよね。そして、コルチゾールの大量分泌は副腎疲労だけでなく、さまざまな疾患につながります。

コルチゾールは、適切な濃度で分泌されるかぎり、私たちの健康を維持する働きがありますが、過剰に分泌されると代謝の異常、心血管疾患、骨粗しょう症、精神的な健康への影響、免疫機能の低下、消化器系の問題など広範な病気のリスクが高まります。

たとえば、コルチゾールは骨の形成を抑制し、分解を促進するため、長期的に高いレベルが続くと骨密度が低下し、骨粗しょう症のリスクが増加するといったことです。

このほか血圧を上昇させる作用があるため、過剰に分泌されると高血圧を招き、心血管系の疾患につながる可能性があります。

このようにメンタルの症状だけでなく、健康全般の問題を鑑みても、副腎疲労は解消すべきものなのです。

副腎疲労の3つのステージ

前章でストレスによってメンタルの不調が進行する3つのステージ（抵抗期、移行期、疲弊期）を説明しました。これらは、じつは副腎疲労の進行度そのものなのです。

ここでおさらいをしましょう。ストレスが長期間かかると、私たちは抵抗期に入ります。それでも無理を続けると移行期になって体調や気分にムラが生じ、最終的には疲弊期になって活動するのもつらい状態になります。

●抵抗期（第Ⅰ期）の特徴

感覚：元気、充実感がある、物事をどんどんこなせる

行動：早口、早食い、不注意が多くなる

●移行期（第2期）の特徴

感覚：無気力になる。元気とそうではない日の差が激しい
行動：カフェインがないとがんばれない。甘いものがやめられない

●疲弊期（第3期）

感覚：日常生活もままならないほど疲れきっている
行動：糖質やカフェイン、アルコールに依存する傾向にある

抵抗期で絶好調になるのは、コルチゾールが大量に分泌されるからです。

前項でコルチゾールは朝にもっとも多く分泌され、昼にピークを迎えたあとは夜に向けてどんどん分泌量が減っていくと述べましたが、抵抗期では1日

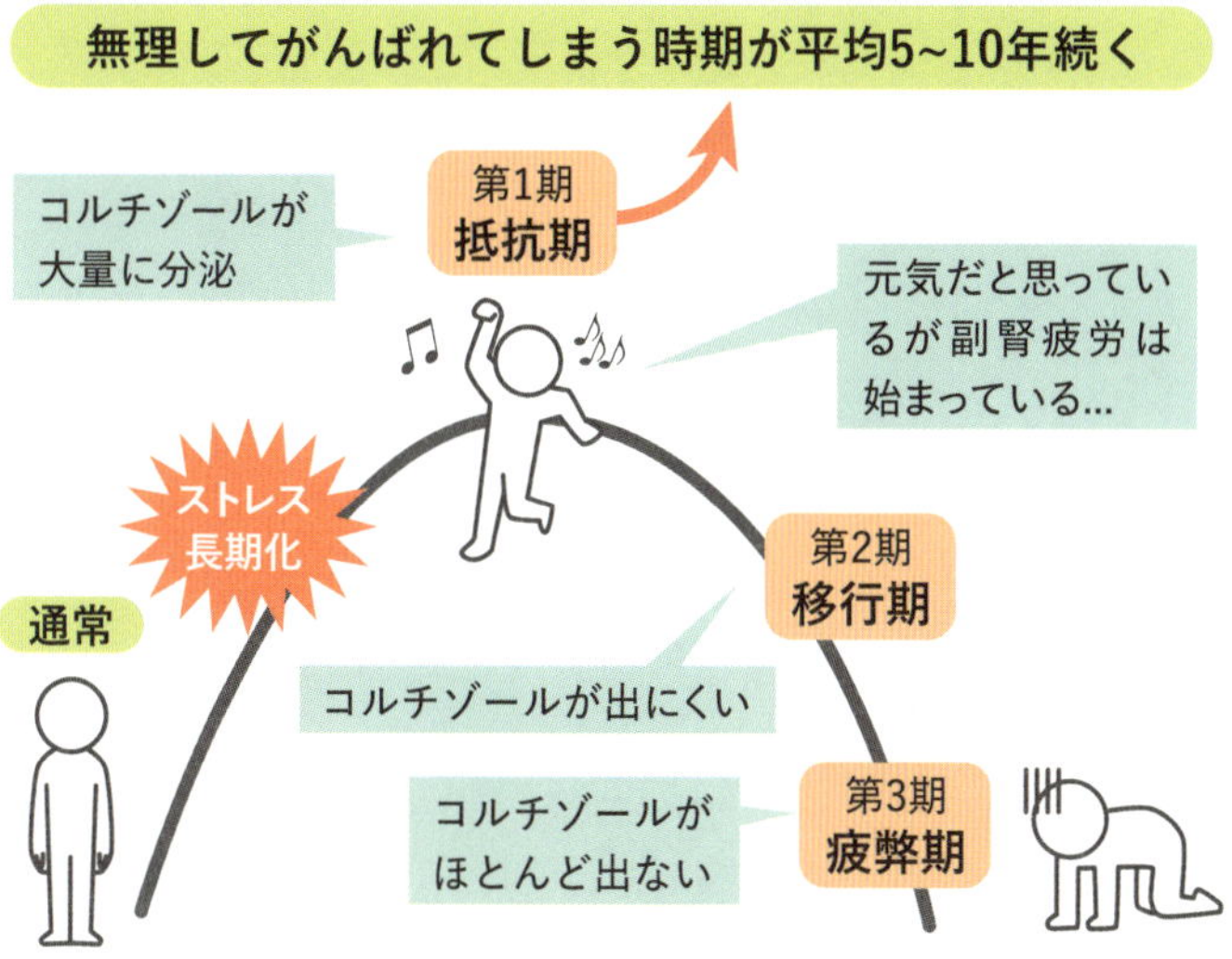

中高い値で推移します。

実際にはストレスがかかっているのですが、からだが無理をして支えてくれているのです。その作用は何年も続きます。私たちのからだはほんとうに偉大な仕事をやってくれています。

ただ、すでに抵抗期から副腎疲労は始まっています。体感的には元気でも、副腎は休む暇がないのでどんどんコルチゾールが出にくくなってきます。そして移行期に突入します。寝ても疲れが取れない。朝が起きられない。仕事や勉強に集中できず、ミスが増えたり、物覚えが悪くなったりする。さまざまな不調が表れますが、それでもコーヒーを気付け薬代わりに1日に何杯も飲むような働き方でライフスタイルが変わらない人もたくさんいます。

40代でキャリアウーマンの女性は、同僚の仕事をカバーするほど能力が高く、責任のあるポジションで働いていました。

ところが、家に帰るとちょっとしたことにも気力が湧かず、食事は3食ともコンビニや外食ですませているということでした。

このように移行期にいる人の特徴としては、体調のムラがあります。

なぜならコルチゾールには血糖値を維持する作用があるからです。分泌がうまくいかないと血糖値の変動が大きくなり、思考力の低下や強い疲労感をおぼえることがあります。甘いものを無性に欲するようになることもあります。コルチゾールの分泌量が昼夜逆転し、夕方以降に元気になったり、夜に眠れなくなったりする人もいます。

そして、疲弊期になると何をするにもやる気が出ず、つねに倦怠感に苛まれます。低血圧になって立ちくらみ、めまいなどを起こしやすくなり、免疫力も低下するので風邪を引きやすくなったり、感染症に罹りやすくなったりします。食欲不振、便秘、下痢なども悪化します。うつ症状、不安感、イライラ感といった症状が出るのは、コルチゾールが枯渇してノルアドレナリン、アドレナリンが作用しているからです。

疲弊期では起きているのもつらくなります。座椅子に寄りかかったり、横になったままカウンセリングを受けるクライアントもいます。

30代の主婦である彩花さん（仮名）は「起きているあいだは動悸が止まら

ず、不安が湧いてきて涙ばかり出ます」と横になったまま泣きながら話してくれました。お子さんの元気な声も頭に響いてつらいそうです。
当初は「子どもに近寄ってほしくないとまで思ってしまう」「家事も食事の世話も母親に頼りきりで、自分なんか生きている価値がない」ともおっしゃっていました。疲弊期では自己肯定感の低下も伴います。でも、彩花さんはその後、栄養の改善に取り組み、半年後にはお子さんと走り回って遊べるほどに回復されました。

移行期や疲弊期に入ると、以前はできていたことや、やりたいことがあってもできなくなります。すると、自分を責めたり、マイナス思考が頭の中をグルグルと駆け巡って、心理的ストレスになります。思考するのにもエネルギーは必要なのでエネルギーの消耗にもなります。血糖値も低下します。

ストレスホルモン（コルチゾール）の分泌量

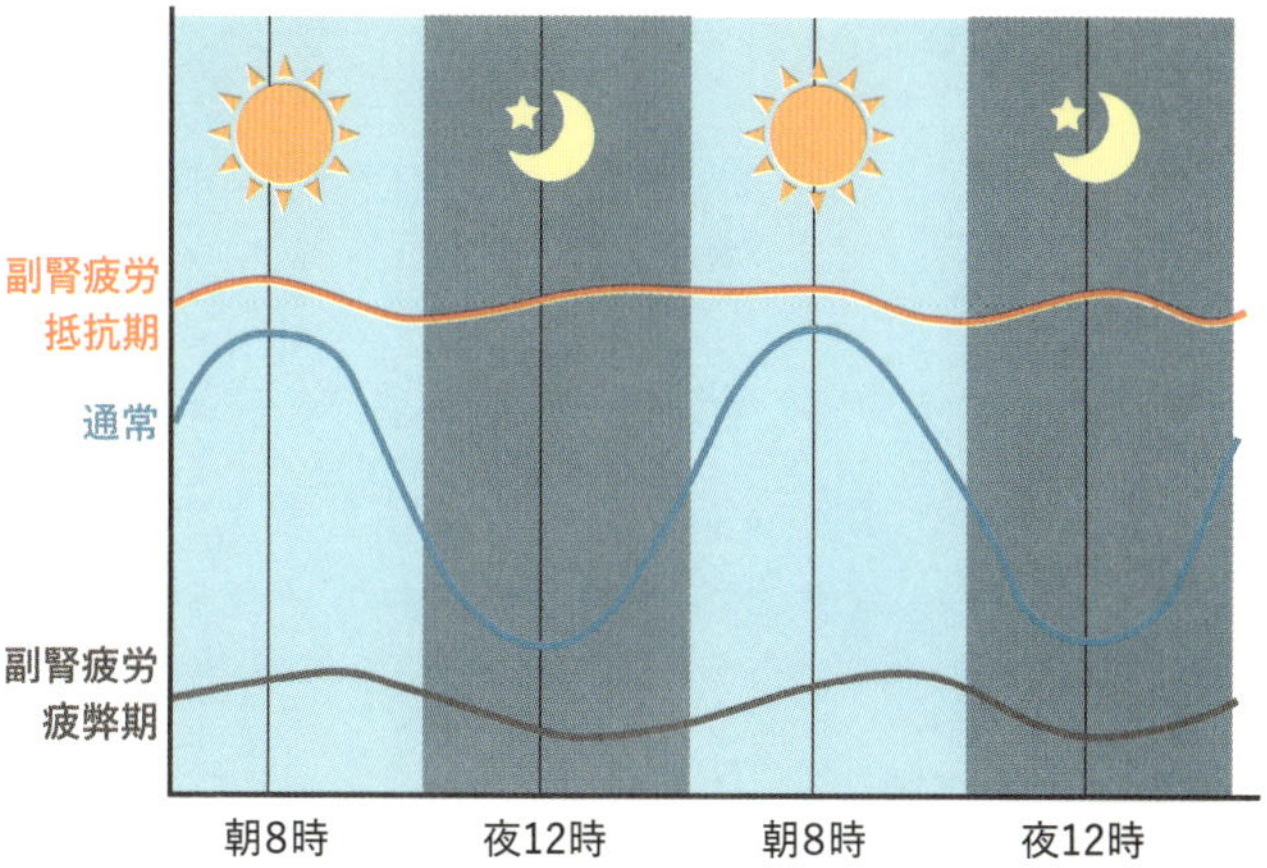

「何もなくても自分から悩みにいくんです」と話してくれたのは60代の正美さん（仮名）です。何事にも不安要素を見出すことが癖になっていると自覚されていました。

ひとたび悩みの種が見つかると、ネガティブな想像が連鎖してしまい、人によっては1日中ストレスがかかった状態になります。

この方は寝つきも悪くて、深夜に何度も目が覚めては悶々《もんもん》とマイナスのことを考えてしまい朝まで眠れない日もしばしばあるということでした。

これでは疲れが取れず、倦怠感に悩まされて当然です。体調がすぐれないので、気持ちも暗くなる。動けなくなって、さらに気が滅入ってしまうという悪循環になります。

脳のエネルギーは糖質なので、血糖値の低下は生命にとって一大事です。でも、コルチゾールは出ないので、ノルアドレナリン、アドレナリンを分泌してますますメンタル症状は重くなります。副腎は酷使され続けるのでストレス耐性が低下し、さらに現実の生活がつらくなります。

第3章

不安・パニックの
9割は栄養で治る！

身を削ってストレスに対抗している

ここまで不安・パニックについては、ストレスによって脳が疲労し、その結果副腎疲労を起こしていると考えて、対処していくことが有効だという話をしました。

慢性的なストレスが副腎皮質から出るコルチゾールを枯渇させ、代わりにパニック発作によく似た症状を起こすノルアドレナリン、アドレナリンが副腎髄質から分泌されるのでしたね。

ストレス状況下では、この3つのホルモンを出しっ放しにしなければならず、副腎は休む暇がありません。

ただ、一口にストレスと言っても、ストレスの種類、持続時間など人それぞれでかなり異なります。「職場の人間関係がストレスだ」とわかっていても、すぐ転職するわけにはいかないという事情をおもちの方もいらっしゃいます。

ですから、わたしはストレスにどう対処するかよりも、生理学的に副腎の仕事量を減らすアプローチのほうを推奨しています。それが栄養療法です。

＊＊＊

結論から言うと、わたしはクライアントに**血糖値の維持**を最優先にしてもらっています。パニック発作は心の問題だと思われているので、一見すると関連していないように思えますが、これから食事による血糖値の維持が重要な理由を述べていきます。

通常、私たちは食べものに含まれる糖質を利用することで血糖値を維持しています。しかし、食後3～4時間もすれば、食べものの糖では血糖値の維持ができなくなるので、今度はグルカゴンという肝臓のホルモンが作用して、肝臓にストックされているグリコーゲンを取り崩します。これは大体、半日から1日で消費されます。

血糖とは血液中に含まれるブドウ糖のことです。グリコーゲンとはブドウ糖が結合してできた塊です。

ストレスがかかるとストレスホルモンであるコルチゾールが分泌されます。コルチゾールの作用には、前述のとおり血糖値の維持がありましたね。コルチゾールはグルカゴンと同様に、肝臓に貯蔵されているグリコーゲンを分解して血糖値を維持しようとします。

副腎疲労の人は1日中コルチゾールを頻繁に使っているので、肝臓のグリコーゲン分解が進み、必然的にストックがなくなっていきます。

血糖値の維持は人体にとって非常に高い優先順位となります。脳はブドウ糖をエネルギー源としています。血糖値が低下すると、脳機能が低下し、集中力の低下、眠気、ふらつき、意識混濁《こんだく》、けいれん、昏睡《こんすい》などの症状が表れ、生命の危機につながります。

脳だけでなく、ほかの臓器もブドウ糖をエネルギー源として利用しています。血糖値が低い状態が続くと、全身の臓器の機能が低下し、さまざまな健康問題を引き起こすリスクがあります。

さらに肝臓のグリコーゲンまで減ると、コルチゾールは人体で最大のアミノ酸貯蔵庫（肝臓の3倍）である筋肉から糖を新しく生み出そうとします。具体的には筋肉のタンパク質をアミノ酸に分解して、そのアミノ酸の一部（ア

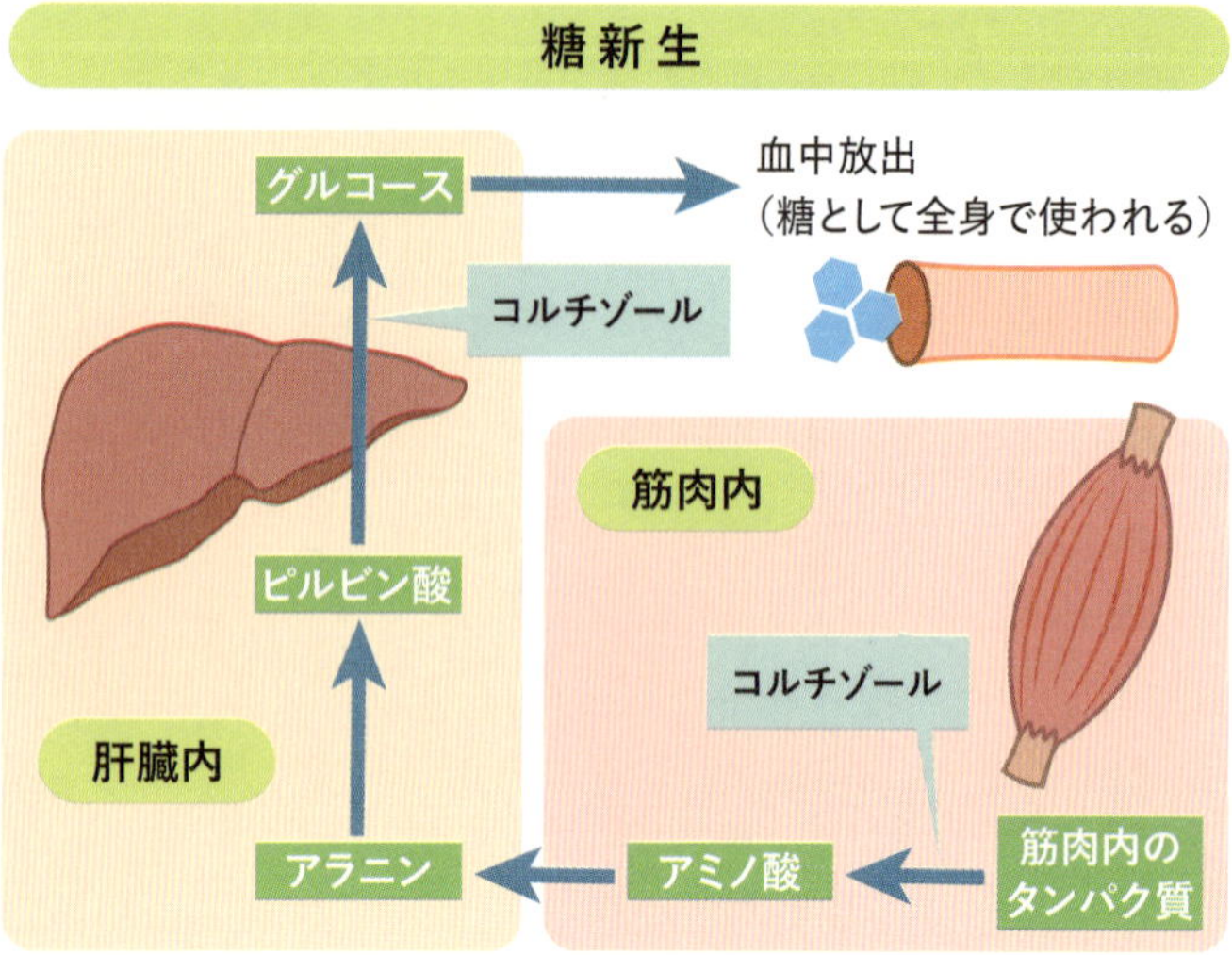

ラニン）が血中に放出されて肝臓に運ばれます。アラニンは肝臓でピルビン酸に変換され、ふたたびコルチゾールの働きでグルコースとなり、全身で使われるのです。この仕組みを糖新生と言います。

簡単に言うと、肝臓にある糖のストックがなくなると、今度は筋肉を削って糖をつくろうとするのです。この仕組みを使えば使うほど、筋肉量は減少します。持久力が落ちてくるし、冷えやすくなったり、むくみやすくなったり、疲れやすくもなります。これは副腎疲労だけではなく、糖質制限をしている人にも起こります。身を削っているわけですから、からだの消耗は激しく、ストレス耐性も落ちます。

糖新生は、コルチゾールが分泌できないとうまく動きません。副腎疲労だとコルチゾールもたくさん使われて少なくなっているので、アドレナリンやノルアドレナリンがコルチゾールの仕事を代行します。

アドレナリンが肝臓のグリコーゲンを分解するように働きかけて血糖値を維持したり、ノルアドレナリンが筋肉などに働きかけてたんぱく質を分解し、アラニンを生成する仕事を代行します。

ここまで難しい話が続きましたが、**長期的なストレスによって、重要なエネルギーである糖のストックが肝臓からなくなり、からだは筋肉を削ること**

で新たに糖を生み出すということをおぼえていただければ十分です。

つまり、私たちがするべきは糖のストックを増やすことです。それが**補食**です。食後3～4時間で肝臓のグリコーゲンが分解され始めると述べました。つまり、その前に食事で血糖値を保てば、肝臓のグリコーゲン分解も起こらないのです。

パニック障害の99%は低血糖

「糖のストックを増やしましょう」と言いましたが、そもそもストレスが多いと糖の消耗も早くなります。カウンセリングの現場では食後1時間以内に血糖値が下がってしまう**低血糖**を起こす人もいます。低血糖とは一般に血糖値70mg／dl未満の状態を言います。

肝臓のグリコーゲンが少ないことに加えて、ストレスによって糖が消費されてしまうからです。低血糖の症状には次のようなものがあります。

低血糖の症状

消化器症状：空腹、慢性消化不良、吐き気、消化管障害

心臓や呼吸器の症状：動悸、頻脈、息が切れる、息が詰まる

精神神経症状：神経過敏、キレやすい、抑うつ、絶えず悩む、わけのわからない不安、不機嫌、精神混乱、決断できない、集中力の欠如、夜の恐怖、睡眠の質が悪い、深夜の中途覚醒（トイレも含

む）、歯ぎしり・食いしばり
皮膚や筋肉の症状：皮膚のかゆみ・何かが這《は》う感じ・チクチクまたはヒリヒリ、筋肉痛、感覚麻痺、筋肉のつり、動きがギクシャクする、痙攣《けいれん》、肩こり、背部痛
その他：甘いものの摂取が増える、手足が冷たい、疲れやすい、忘れっぽい、フラフラする、めまい、震え、冷や汗、眠気、頭痛、目のかすみ、よろめき、ため息とあくび

皆さんもどれかしらひとつは当てはまる症状があるのではないでしょうか？　パニック発作と類似している症状もあり、わたしのクライアントもほぼ100％の人が低血糖を起こしています。

たとえば、30代の真希さん（仮名）はカウンセリングで「夜中に目が覚め

ることが多くて、深夜に一人ベッドでわけのわからない不安感に襲われてつらい」と話してくれました。

詳しく食生活をお伺いすると、朝食をとらないのが当たり前であったり、昼食も菓子パンや冷凍パスタですませていたりします。まともな量を食べるのは、家族と一緒にとる夕食だけ。ダイエットのために3食の米飯を意図的に減らしていたり、夕食の米飯を抜いている場合もありました。これでは日中に低血糖を起こしている可能性が高いです。

私たちが安心して眠れるのは、日中に食事から得られた糖が肝臓に蓄えられて、それらが分解されることで睡眠中も血糖値が安定するからです。日中に低血糖を起こしているような状態では、へそくりをする余裕がないので、睡眠中にもコルチゾールやノルアドレナリン、アドレナリンを使って糖新生（筋肉を糖に変える仕組み）を動かし、血糖値を維持します。

これらのホルモンは交感神経を活性化させるので、寝つきが悪くなったり、悪夢を見やすくなったり、夜中に何度も目が覚めるようになります。ほかにも朝起きたときに疲れや肩こり、頭痛があったり、食欲がなかったり、日中、急に集中力が低下したり、メンタルが不安定になるといったことにもつながります。

メンタルの安定に最重要な「血糖値」

クライアントには、空腹感がなくても**食後2時間おきに補食**をしてもらいます。補食とは質のいい糖質をこまめに摂ることです。人気が高いのは甘栗を2粒ほど食べることです。固形物がしんどい人は甘酒（1回に50㎖程度）

を飲んでいる場合もあります。

朝食後2時間経ったころから補食を開始して、昼食をとったら2時間おきに補食をします。夕食後から寝るまでの時間が長ければ、夕食後2時間でまた補食をします。朝食がとれない方は、朝起きてできるだけ早くから補食を開始してください。

クライアントのなかにはスマホのアラームで2時間おきにリマインドするよう設定されている方もいます。ほかには家に張り紙をしている方もいました。

わたしがおすすめする補食は**ミニおにぎり**（30～40g）です。腹持ちがよく、クライアントを見ていると心身の安定感が出てくるのが早いです。

日中働いている人はおにぎりを食べるというのはなかなか難しいかもしれ

補食の方法

お腹が張りやすい人でなければ、蜂蜜もおすすめ。

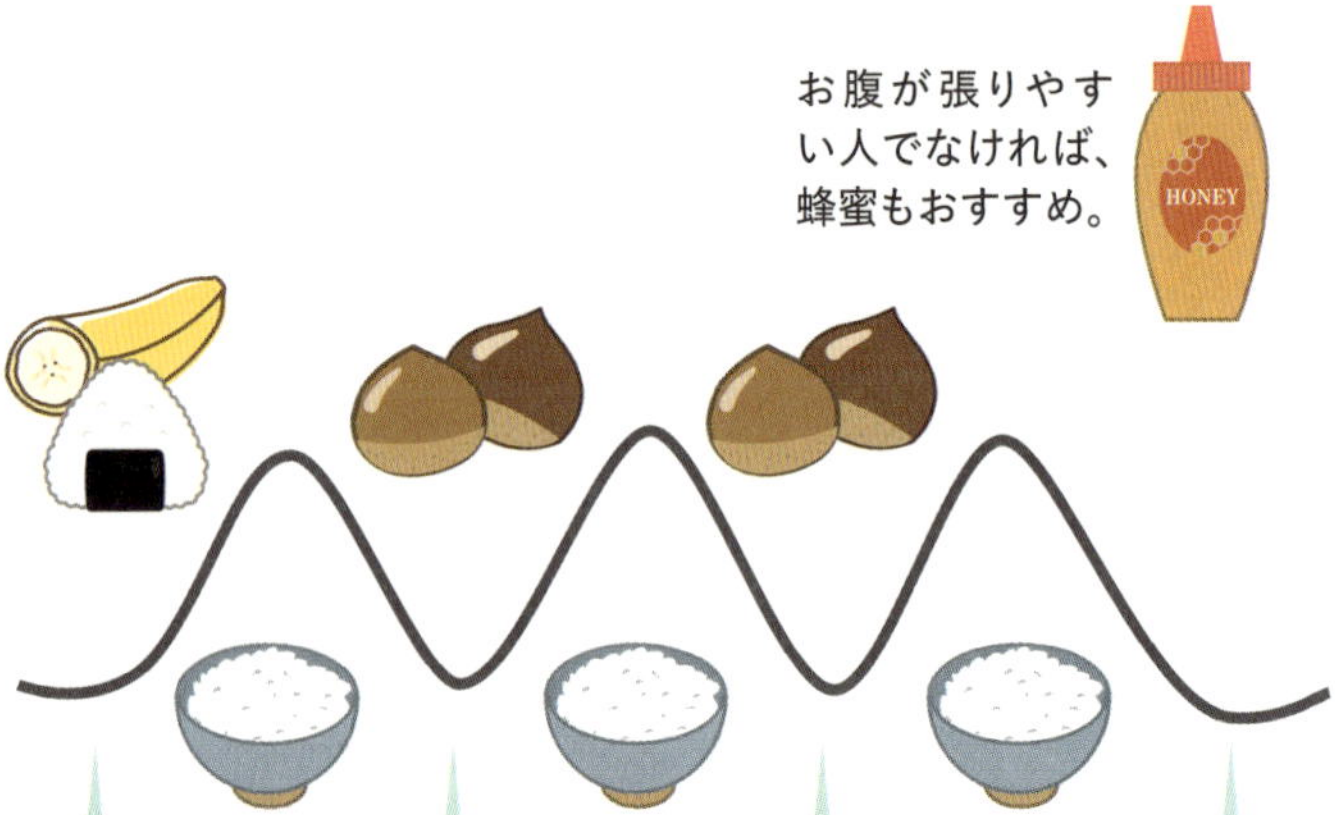

起床から朝食まで30分以上空く人は起きてすぐスタート

バナナやミニおにぎりがおすすめ

10時
食後から2時間おき

食間が長ければ、それだけ補食回数は増える

15時
16時前後は欠かさずに

眠りの質が悪い人は寝る直前にも

POINT

- 1回量を守る
- 足りないときは1回量を増やすのではなく、頻度を上げる
  2時間おき➡1時間おき➡30分おき

補食リスト（糖質 10g 程度）

- ミニおにぎり 30~40g
- ふかし芋 30g程度
- 蒸したじゃがいも 60g
- 干し芋 15g
- 甘栗 2粒程度
- バナナ
  大きめのもの1/3本
  小さめのもの1/2本
- 蜂蜜 大さじ1杯
- 麹甘酒 50ml以内
- いちご 5粒程度
- 葡萄 10粒程度
- スイカ 20g程度
- リンゴ 1/4個
- パイン 80g
- ミックスベリー 100g
- 梨 半個から1/3個
  （大きさによる）
- 大体の柑橘は種類や大きさにかかわらず1個当たりの糖質量が10~13g

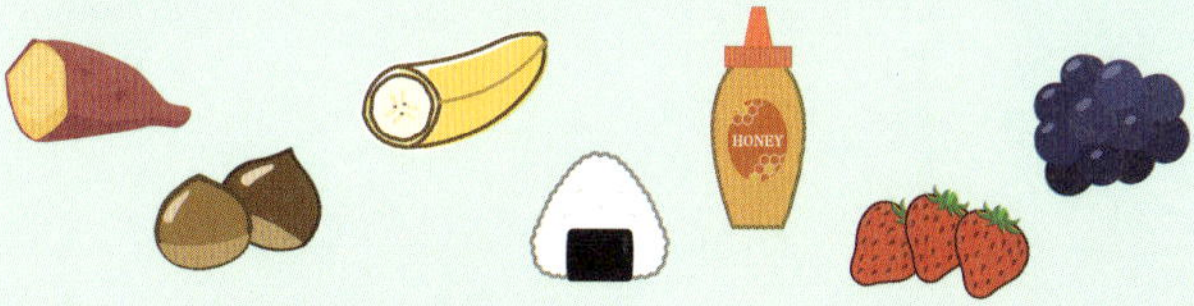

注意）糖尿病の診断を受けている方、医師より糖尿病予備軍と指摘されている方は、主治医の許可を得てから補食を実施してください

ませんが、1回の量を増やしても（大きめのおにぎりを食べるなど）、そのときに血糖値が急激に上昇してしまいます。急激に上昇した血糖値はその後急激に下降するため、逆効果になることもあります。やはり、ミニおにぎりにしてください。

おにぎりは必ずしも玄米である必要はありません。欲を言えばもち麦などの雑穀が入っているといいですね。

●質のいい糖質とは？

糖には「単糖類」「二糖類」「多糖類」の3種類があります。ここで勧めている質のいい糖質とは、「多糖類」のことです。多糖類のなかでもいちばんのおすすめは「デンプン」を含む食品です。

多糖類は分子構造が複雑なので分解に時間がかかることから、血糖値の変

糖質の種類

単糖類	糖質としての最小単位 甘味が強く、水に溶けやすい	・ブドウ糖　・果糖 ・ガラクトース
二糖類	単糖が2個結合したもの 甘味が強く、水に溶けやすい	・ショ糖　・麦芽糖 ・乳糖など
多糖類	多数の単糖、またはその誘導体が結合した高分子化合物 単一の糖類から構成される多糖と、2種類以上の単糖またはその誘導体から構成される多糖がある 後者は水に溶けず、甘味はない	単純多糖類 ・デンプン ・グリコーゲン ・セルロース　・イヌリン 複合多糖類 ・ムコ多糖 ・ヒアルロン酸

動がゆるやかです。急激に上昇した血糖値は急激に下降するので、補食は多糖類から選んでもらうようにしています。

また、当然ですが、リストにある食品はお菓子ではなく、できるだけ加工が少ないものです。蜂蜜だけは単糖類ながら、非加熱を選ぶことで一緒に微量な栄養素を摂取でき、補食として医療機関などでも実績があるものなのでリストに入れています。

食べれば食べるほどお腹が空く⁉

副腎疲労を起こすほどがんばってきた人のなかには、2時間おきの補食では足りない人がいます。たとえば、甘栗を食べようとすると、2粒では収まらず、一袋を空けてしまうといった事態が発生します。これは補食が効果を表してきた証拠です。

ノルアドレナリン、アドレナリンが出ていると血糖値が上昇し、胃腸の動きも悪くなるので、空腹感をおぼえにくくなります。つまり、これまでは空腹なのにアドレナリンのおかげで空腹感を強く感じずに動けていたわけです。

それが補食によってアドレナリンが出にくくなったことで血糖値の維持が

難しくなり、低血糖状態になって、食べすぎてしまうのです。

これは補食によってアドレナリンに仕事をさせずにすむようになってきてはいるものの、血糖値の維持がうまくいっていない状態です。甘栗2粒では物足りないから1袋を食べ切ってしまうというのは、アドレナリン依存から脱する一種の離脱症状のようなものだとわたしは捉えています。

このような場合でも、**1回量は絶対に変えません**。つまり、甘栗2粒で我慢してもらいます。そのうえで1時間に1回に**補食の頻度を上げてもらいます**。それでもたくさん食べたくなってしまう人は30分に1回、15分に1回と間隔を縮めていきます。「こんなに食べて大丈夫なの？」と思うくらいの量を食べてしまうかもしれませんが、必ず2時間に1回程度で満足できるようになるので、怖がらずに補食を続けてください。

補食を始めたら1日中食べ続けてしまったというクライアントもいました。ただ、これは経験上、ほとんどの方が**3日程度、長くても1週間以内には治まります。**

40代で事務職をされている紀子さん（仮名）は、補食を始めた途端に強い空腹感をおぼえるようになりました。仕事をしながら、2時間おきにデスクの引き出しから甘栗を取り出すのですが、食べ始めたら止まらない。毎回一袋を空けていたら体重が増えてしまったと言います。

すぐに1回量（2粒）は必ず守って、頻度を上げるように再度ご説明しました。最初は30分おきに食べたくなっていたそうですが、1週間もするころには食欲も落ち着いて、「食べても食べなくてもいい」という気持ちで2～3時間おきに2粒を補食しているそうです。

「補食を始めた当初は『このまま止まらなくなったらどうしよう』と自分で

も恐くなるほどの空腹感がありました。時間が経てば必ず落ち着いていくのですね」と語ってくれました。

ダイエットの目的で毎食の米飯を少なめにしている場合にも、このようなことは起こり得ます。補食の頻度を上げてもなかなか空腹感がなくならないという方は、お米をしっかり食べているかチェックしてみてください。

もし3食お米をしっかり食べているのに、頻回に補食をしてしまう場合は、補食の種類を変えてみてください。

クライアントを見ていると、日本人だからなのか、お米がもっとも過食を抑える補食のようです。甘栗2粒を15分おきに食べてしまっている人が、40gのミニおにぎりに置き換えたら、2時間おきの補食で十分になったというケースは珍しくありません。

過食傾向も起きにくい15分おきの葛湯スープ

ミニおにぎりよりさらに体感が出やすいのが**葛湯《くずゆ》スープ**です。クライアントには**本葛**（葛の根から抽出したデンプン100％の混じり気のない葛粉）と無添加のだしを混ぜて特製のスープをつくってもらっています。

葛粉はデンプンなので糖質の塊《かたまり》です。それだけを飲むと血糖値が急上昇しやすくなってしまうので、だしを混ぜて糖質を代謝する栄養素であるミネラルを一緒に摂取します。具体的には本葛の葛湯にカツオ、イワシ、にんにく（無臭）、昆布が配合された添加物ゼロの「**カラダがよろこぶ出汁**」（株式会社ビーバン）を混ぜます。

葛湯スープのつくり方

1）カップに本葛の粉を大さじ1杯、同量の水で溶かす（水溶き片栗粉の要領で）
2）熱湯300mlを注ぎ、よく混ぜる
3）透明になったら、「カラダがよろこぶ出汁」を大さじ1杯混ぜて完成

注意）甲状腺機能に問題がある方と妊婦は、葛湯スープでの補食はおこなわないようにしてください。だしの粉に含まれるヨードが甲状腺に影響をおよぼす可能性があることと、葛粉の妊婦への影響がはっきりしていないことが理由です。

葛湯スープは1回あたりの炭水化物量が少ないので、最低でも**15分に1口のペースで摂取**して血糖値を維持してもらいます。経験上、このペースを下

葛湯スープ

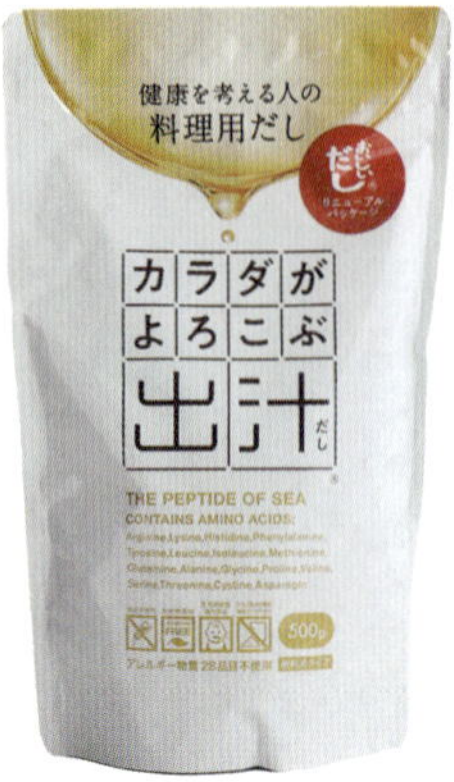

カラダがよろこぶ出汁

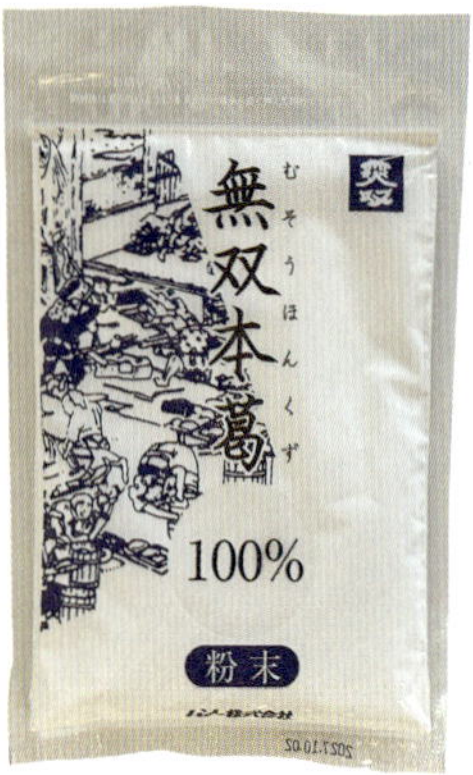

本葛

- 冷めても効果に変わりはない
- 傷みやすいので持ち歩く場合は冷やしたものがよい
- 1日で飲む量は500～700mlになる
  寝る前にたくさん余っていても一気に飲まず捨てる

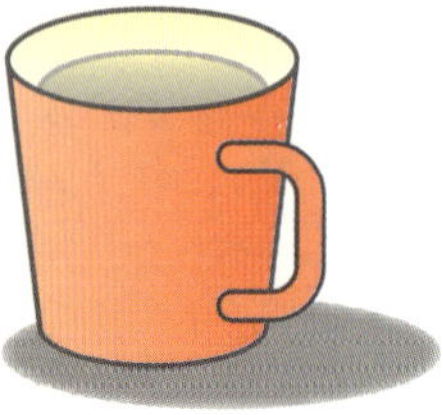

回ると回復は限定的になります。補食よりもこまめに補給することで、血糖値がコンスタントに維持されます。

実際にクライアントからも「葛湯スープは心身が安定するまでの期間が短い」という声をたくさんいただいています。早い方だと始めたその日から中途覚醒がなくなり、朝までぐっすり眠れるようになります。あるいは開始から3日で「パニック障害の症状が全部消えた」という方もいました。

補食をこまめにしてもよいのですが、過食傾向になってしまうケースも多く、手間はかかりますが、葛湯スープに切り替えてもらうと空腹感も治まりやすくなります。

もちろん「15分おきなんて、そんなにこまめにできない」という方は無理せず、ミニおにぎりの補食との組み合わせでかまいません。

たとえば、デスクワークの人で午前中は作業する日だったら、そのあいだだけスマホで15分タイマーをかけて葛湯スープを横に置いて飲む。あるいは、セミナーや会議などで1〜2時間かかることがわかっているなら、あらかじめ葛湯スープをつくっておいて1時間に4口を意識してちびちびと飲む。それ以外の時間はミニおにぎりを食べるというのでもいいでしょう。

もし、お休みの日があって、朝から晩まで15分おきに飲むことができたら、かなり回復は早くなります。補食は食後2時間おきでしたが、葛湯スープは**食後30分以上空けずに飲んでください。**炭水化物量が少ないので、ブドウ糖の点滴を打っているようなイメージで、ちょっと下がってきた血糖値をまた少し上げるのです。1日の終わりに余った分がもったいないので一気に飲もうとする人がいますが、血糖値が急上昇するリスクがあるのでやめてください。

葛湯スープの飲み方

15分に1口を1日中継続する（1時間に1～2口では効果が低い）

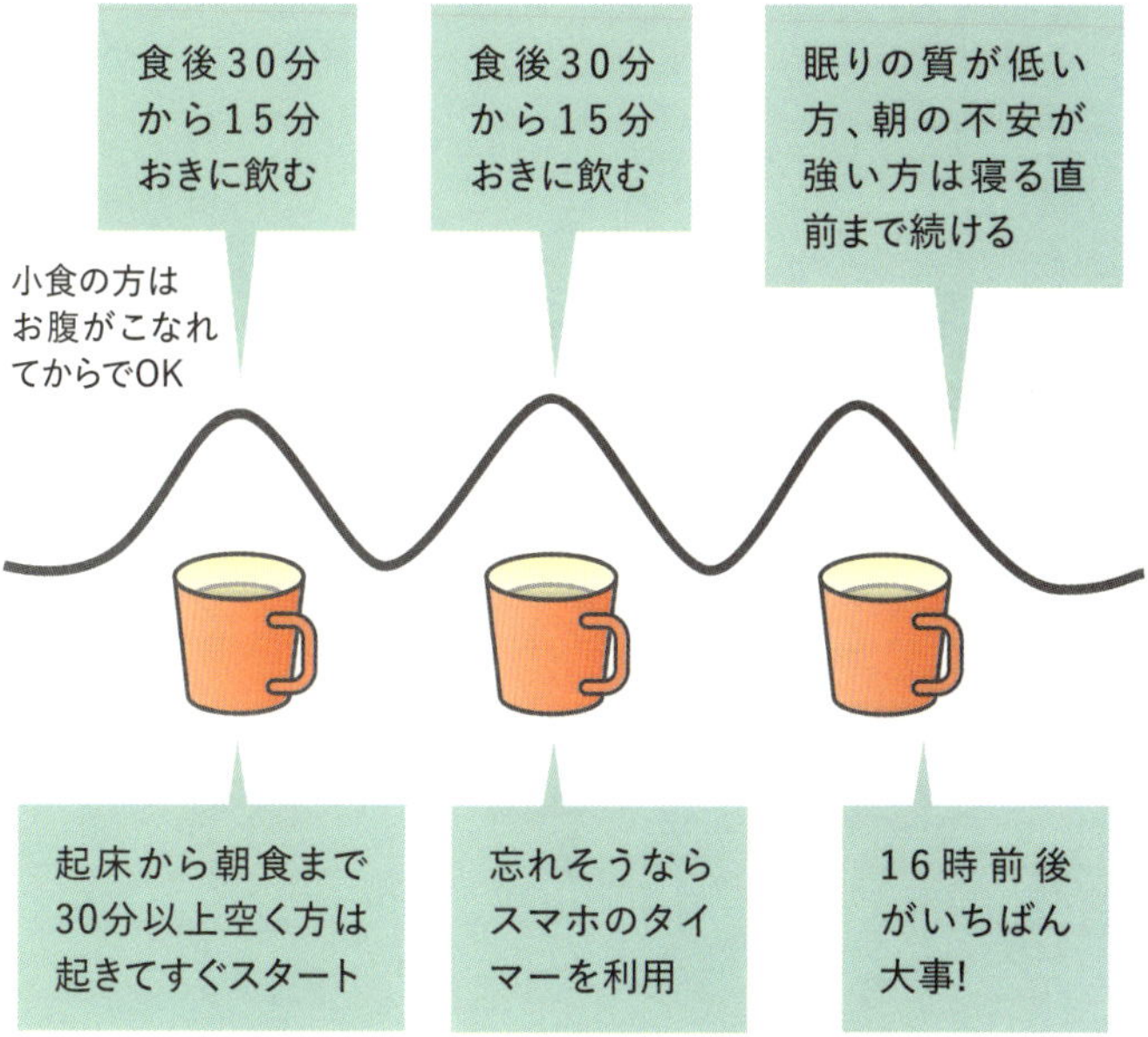
食後30分から15分おきに飲む
食後30分から15分おきに飲む
眠りの質が低い方、朝の不安が強い方は寝る直前まで続ける
小食の方はお腹がこなれてからでOK
起床から朝食まで30分以上空く方は起きてすぐスタート
忘れそうならスマホのタイマーを利用
16時前後がいちばん大事!

POINT
外出時には葛湯スープとミニおにぎりを併用する方も

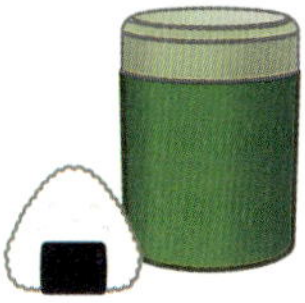

1日に飲む量は大体500〜700㎖になります。1回につくるのは300ml なので、できればなくなるたびに新しくつくってもらいたいのですが、どうしても手間だと感じる人、移動中に飲めるようにしたい人は水筒に入れて持ち運んでもいいでしょう。冷やしたほうが保存性は高くなります。冷蔵庫に入れても効果は変わりません。

ただし、葛湯スープは添加物が入っていないので傷みやすく、少しでも酸っぱさを感じたら、もったいないと思わず全部捨てて、必ず新しいものをつくってください。

補食は「15分に1口飲むか、2時間に1回食べる」、あるいはその両方を組み合わせて進めていきます。回数が多くてうんざりするかもしれませんが、このアプローチを進めていくと、**平均3〜4ヵ月で補食をやめられるか減ら**

せるようになります。

早い人だと1ヵ月で、補食がなくても血糖値が維持できるようになります。

また、お仕事柄、どうしても昼食や夕食が遅くなってしまうという人は、食事間隔が空く時間帯だけ補食をするなど、工夫されています。

しっかり取り組めば「いつまで経っても毎日2時間おきに補食をしている」なんていうことにはならないのでご安心ください。

裏を返せば、ダラダラと少しずつよりも、短期集中で取り組むほうが、早く補食から卒業できます。4ヵ月経っても体感が何もないという場合には栄養カウンセラーに相談したり、栄養療法を実施している医療機関を受診してみてください。

栄養療法の治療ピラミッド

私自身もストレスで心身ともに疲れ果てていた時期があると述べました。家庭環境に恵まれなかったことで、そうでない人への妬みの気持ちもあり、「負けるものか！」という反骨心でなんでも自分自身で掴《つか》み取っていかねばならないと思ってきたからです。「〜ねばならぬ」「〜べきである」という思考で、他人にもそれを強制してきました。

そんなわたしを救ってくれたのが栄養療法です。なぜ、わたしがパニック障害のカウンセリングで栄養療法を勧めるのか、少し長い自分語りになってしまいますが、お付き合いください。

わたしは先天性の心疾患によって、低体重の仮死状態のまま帝王切開によって生まれました。幼少期から虚弱体質で、幼稚園は休みがち。小学校1年生で心臓の手術をしました。昔の開心術（人工心肺につなぎ、心臓を開いて手術すること）ですから、成功率も現在ほど高くなかったと聞いています。このように生まれながらに肉体的ハンデがありました。

家庭環境も決してよいとは言えないものでした。じつは幼少期の記憶があまりありません。それはとても苦しかったとか忘れたかったというよりも、昔を振り返って懐かしむ心の通った家族がいなかったことのほうが大きいと思います。

かなりの年の差婚だった両親は、わたしが物心ついたときには不仲で家庭内別居状態でした。高齢の父は、がんで闘病生活を送っており、不安のためか酒浸りでした。夜の仕事をして家計を支えていた母も仕事柄いつも酔っていて、わたしは不用意なことを言って怒られないように、つねに親の顔色を窺《うかが》っていました。

私たちの身の周りの世話をしてくれていたのは母方の祖母です。わたしが初潮を迎えたとき、母は汚いものでも見るような目で見て、黙って牛理用ショーツとナプキンを投げてよこすだけで、使い方すら教えてくれませんでした。

ところが祖母は、「よかったねぇ。女として健康な証拠だよ」とお赤飯を炊いてくれました。

父が亡くなり、さらに祖母が他界してからは、夜に働いて昼ごろに起きてくる母親だけでは子どもの世話は難しく、朝食を食べていた記憶がありません。給食があったころはよかったのですが、高校時代はテーブルの上に

500円玉が置いてあり、昼食は購買のパンか、通学路にあった弁当屋のお弁当ですませていました。

高校時代の先生方はわたしの家庭環境を把握していたので、「手に職をつけて自立しろ」と頻《しき》りに言ってくださり、看護学校の受験に向けて協力してくれました。そのおかげで、全寮制で学費免除の看護学校に受かり、奨学金も得てアルバイトをしながら、看護師となって自立できました。

しかし、その後、結婚した相手がアルコール依存症で、皮肉にも「家にいる人は酔っ払い」というわたしの人生は変わりませんでした。夫は仕事が続かず、家庭内のことは誰にも相談できない、でも生活するために仕事を休むこともやめることもできない状態でした。

やがてわたしの心身は悲鳴を上げ始め、占いやスピリチュアルにハマり始めます。すごい占いの先生がいると聞けば飛んで行き、不遇な人生の理由を知るために新興宗教の話を聞きに行ったり、退行催眠まで受けました。それらは一時的にわたしを慰《なぐさ》めても、根本的には救ってくれませんでした。

どうしよう……。つらい。でも自分が働かないと生きていけない。

追い詰められた状況のなかで、ある日、雑誌の裏表紙に「人は食べたものでできている」という広告コピーを見つけました。この言葉に出会ったときはショックを受けました。ずっと自分の外側に解決してくれる何かを探していたことに気がついたのです。

「わたしを救うのは他人の力ではなく、食べるものなのかもしれない！」

自分の内側から人生は変わるという一筋の光が見えたのです。

それから玄米菜食、糖質制限などさまざまな食事法を試します。しかし、動物性食品を避けたり、糖質を避けるような極端な方法は、短期的にはよくても、長期的に体調はなかなか安定せず、根本的に栄養を学ぶために分子栄養医学のスクールに通い始めます。

看護師としてフルタイムで働きつつ、飛行機で東京に通うことになります。体力的にはハードな日々になりましたが、イライラがなくなり、疲れも取れやすくなりました。つらかった生理痛もなくなりました。仕事でも気力と体力が充実し、「これなら定年まで働けそう」と思うようになりました。

自分に余裕が出てきたことで、夫にも栄養療法を始めました。すると、何十年も「酒だけは一生やめない！」と公言していた夫が、自ら精神科病院のアルコール依存症外来を受診したのです。

余談ですが、夫が通ったのは歴史のある精神科病院でしたが、アルコール依存症の人が素面《しらふ》で自ら受診してきたケースは開院以来はじめてだったようで、なぜ自分からお酒をやめようと思ったのか、主治医に興味津々《しんしん》で聞かれたそうです。

治療はうまくいき、夫は現在まで丸8年お酒を一滴も飲んでいません。「お酒のない人生がこんなにも豊かだと気づけた」と感動しています。栄養が満ちることで、自分らしさも発揮されます。仕事が続かなかった夫も今は会社の中間管理職として普通に働いています。栄養療法は私たち夫婦の人生を救ってくれました。

そして皮肉なことに、仕事を続けるために始めた栄養療法でわたしは23年間続けた看護師をやめて、栄養カウンセラーに転職することになったのです。収入が一時的に減少しても、夫は「自分の人生を変えたのは栄養だ」と支えてくれました。ほんとうに感謝しています。

分子栄養医学の考え方に「治療ピラミッド」という基本的な治療の方針があります。表現は使う人によって少しずつ違いがありますが、不調に悩む人にとってアプローチの順番は基本的に同じです。

１０９ページの図を見てください。分子栄養医学では病気は治療ピラミッドの下から順番に進んでいくと考えられています。最初に取り組むのは「低血糖対策」です。わたしは恩師から「低血糖を起こしたまま薬やサプリメントを飲んでも、効果は限定的か、時には逆効果になることもある」と学びました。「すべての不調は低血糖の海に浮いている」というのが分子栄養医学の考え方です。

①低血糖の海：長期的なストレスで低血糖を起こしやすくなる

②腸・炎症‥コルチゾールの分泌が増えて腸管免疫が低下する
③デトックス‥体内の有害物質の排泄力が低下する
④ホルモン‥有害金属がホルモンの産生を阻害する
⑤エネルギー‥細胞内（ミトコンドリア）[※]のエネルギー産生効率が低下する
⑥脳‥脳機能やメンタルに症状がおよぶ

※ミトコンドリアとは、私たちの細胞の中にある小器官で、三大栄養素（糖質・脂質・タンパク質）を使って生命維持の仕組みに使われるエネルギーを産生します。

わたしのカウンセリングもこの順番に従って対策を提案しています。補食による低血糖対策が進むと、次に腸へのアプローチを提案します（第4章）。そして、最後にデトックス、ホルモン、エネルギー産生、脳（メンタル）のすべてに影響するタンパク食を提案するのです（第5章）。

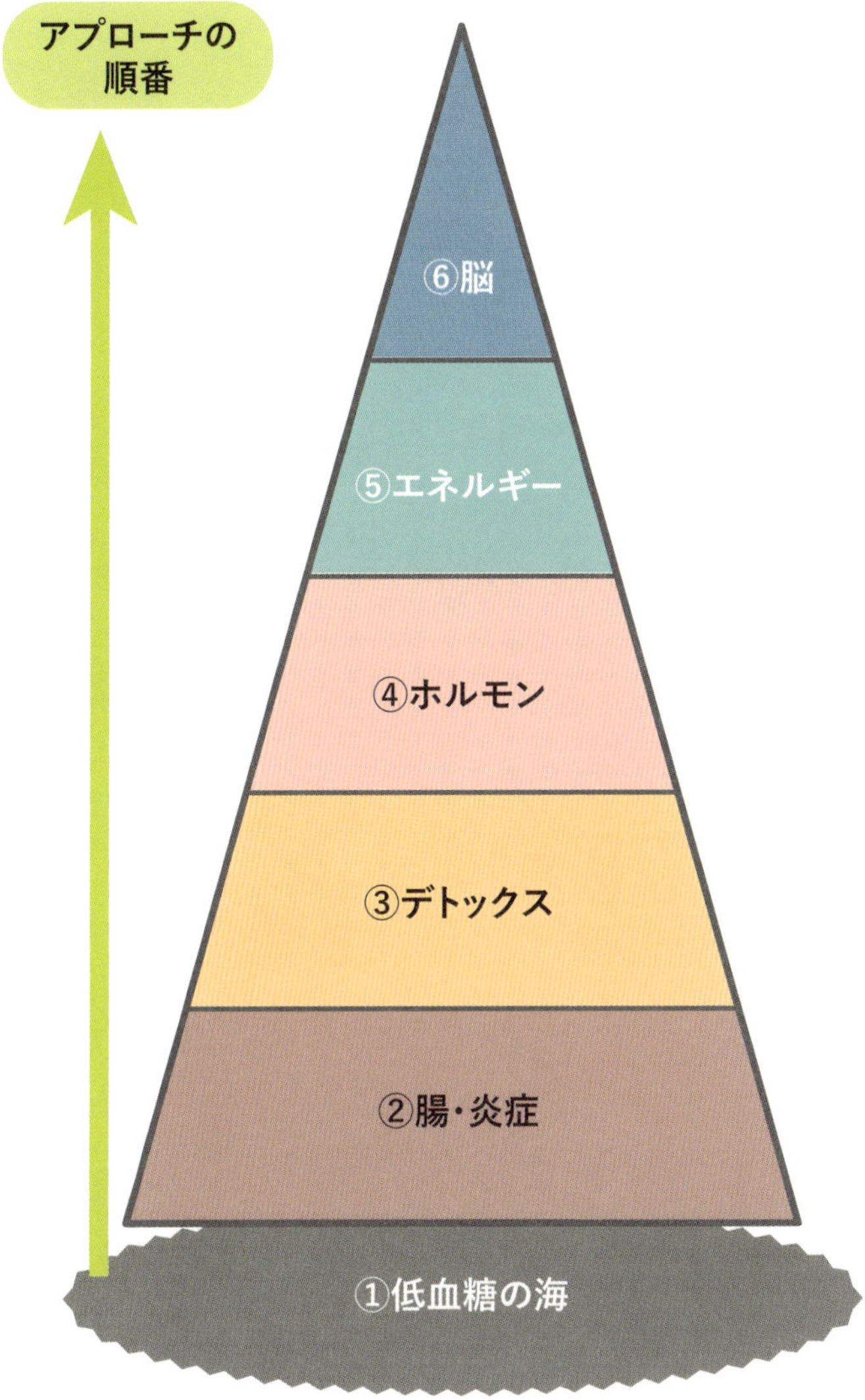
アプローチの
順番
⑥脳
⑤エネルギー
④ホルモン
③デトックス
②腸・炎症
①低血糖の海

クライアントを見ていると、補食を無視してサプリメントやプロテインを摂取したことで、胃腸の不調が悪化して消化力が落ちたり、腹痛、下痢、便秘などを起こす可能性が上がります。

30代の女性である直美さん（仮名）は「パニック障害にはタンパク質と鉄が大事だ」という情報を得て、独自にプロテインと鉄のサプリメントを飲んでいました。

しかし、しばらくすると便秘傾向になり、吐き気も出てきて中断。その後も回復しなかったために病院を受診し、「以前よりもメンタルが不安定になりました」と言います。

医療機関への受診まで至らなくても、「プロテインでお腹を壊してからトラウマで飲めなくなった」「鉄のサプリメントを飲むと気持ち悪くなって吐いてしまう」といったトラブルはよく耳にします。鉄だけでなく、ミネラルサプリメントや脂溶性のビタミンなども、胃腸が整っていない状態で摂取すると、かえって症状が悪化する恐れがあります。

ですから、治療ピラミッドに沿って食事の改善をしていきましょう。たしかに「低血糖改善のための補食」や次章で述べる「腸のケア」はとても地味で、それなりに時間もかかります。だからこそ、わたしのようなカウンセラーが伴走者として必要だと考えています。

補食と腸のケアによって血糖値が維持されれば、からだを立て直すための土台が出来上がります。そこからは栄養の効果を実感しやすく、どんどんピラミッドの頂点に向けた回復のアプローチが効果を発揮していきます。

第4章

栄養素の消化・吸収力を上げる

まずはボーンブロスで腸粘膜を修復

前項で栄養療法の治療ピラミッドについて説明したとおり、補食によって低血糖を防いだら、次は腸のケアを進めます。

あなたのからだを家だと考えてみてください。暖炉に糖という薪をくべてエネルギーを生み出し、家の中を暖めていました。

しかし、ストレスが多いことで、家をどんどん暖めなければなりません。やがて薪である糖が枯渇し、仕方がないので柱や壁（筋肉や肝臓の糖）を削って薪の代わりにするようになります。この状態ではすきま風が入るなど、家の中のコンディションは急激に悪化します。めまい、耳鳴り、冷え性、倦怠感などさまざまな不調が表れるのです。

そこで、あなたは前章の低血糖対策をおこなって糖を十分に賄《まかな》えるようにしました。柱や壁を削る必要はもうなくなったのです。

次は穴だらけの家を修復したいですよね。でも、焦りは禁物です。その前段階が必要。柱や壁の素材となるタンパク質、ビタミン、ミネラルといった栄養素を摂ることです。

ただ、からだは長年のストレスによってそういった栄養素を摂っても十分に消化・吸収できなくなっています。家を壊しすぎて、修復するための素材を搬入することすらできない状態だと思ってください。

そこで玄関口の整備から先におこないましょう。それが**腸粘膜の修復**です。からだを再生するための栄養素が入りやすい状態をつくるのです。

腸粘膜の修復にクリニックレベルで治療実績のある食べものが**ボーンブロス**です。ラーメン屋さんが豚骨や鶏ガラを何日も煮込んだスープをつくっていますよね。あれがボーンブロスです。

ボーンブロスに含まれるアミノ酸（グリシン、プロリン）は腸粘膜の再生・修復力が非常に高いと言われています。

クライアントにおすすめしているのは扱いやすい**鶏ガラ**です。鍋に鶏ガラが完全に浸るくらい水を入れて沸騰したら、**お酢**を入れて水を継ぎ足しながら煮込みます。**最低2時間は煮込んでいただきたい**です。時間に余裕があれば何時間でもかまいません。最後にざるで濾《こ》して、スープが出来上がります。塩などを入れなくてもおいしくいただけます。

ほかにも野菜と一緒に煮込むなど、たくさんボーンブロスのつくり方はウェブ上に情報として出ているので、好きなものを選んでアレンジしてもよいでしょう。ポイントはどのようなつくり方であっても必ずお酢を入れることです。酢を入れて煮込むことで、骨髄のコラーゲンがスープに染み出てくるからです。

こうして完成したボーンブロスは原液のまま**お椀やスープカップで２杯／日**を飲んでください。具や味付けは自由にしていただいてかまいませんが、胃腸の粘膜を修復する目的があるので、お鍋やカレーのベースにしたり、ピラフのようにお米と一緒に炊き込んだり、水などと合わせて薄めてもかまいませんが、必ず１日のうちに原液の量にして２杯分摂取できるようにしてください。

クライアントのなかには、つくったボーンブロスを製氷皿に入れて冷凍し、

ボーンブロス

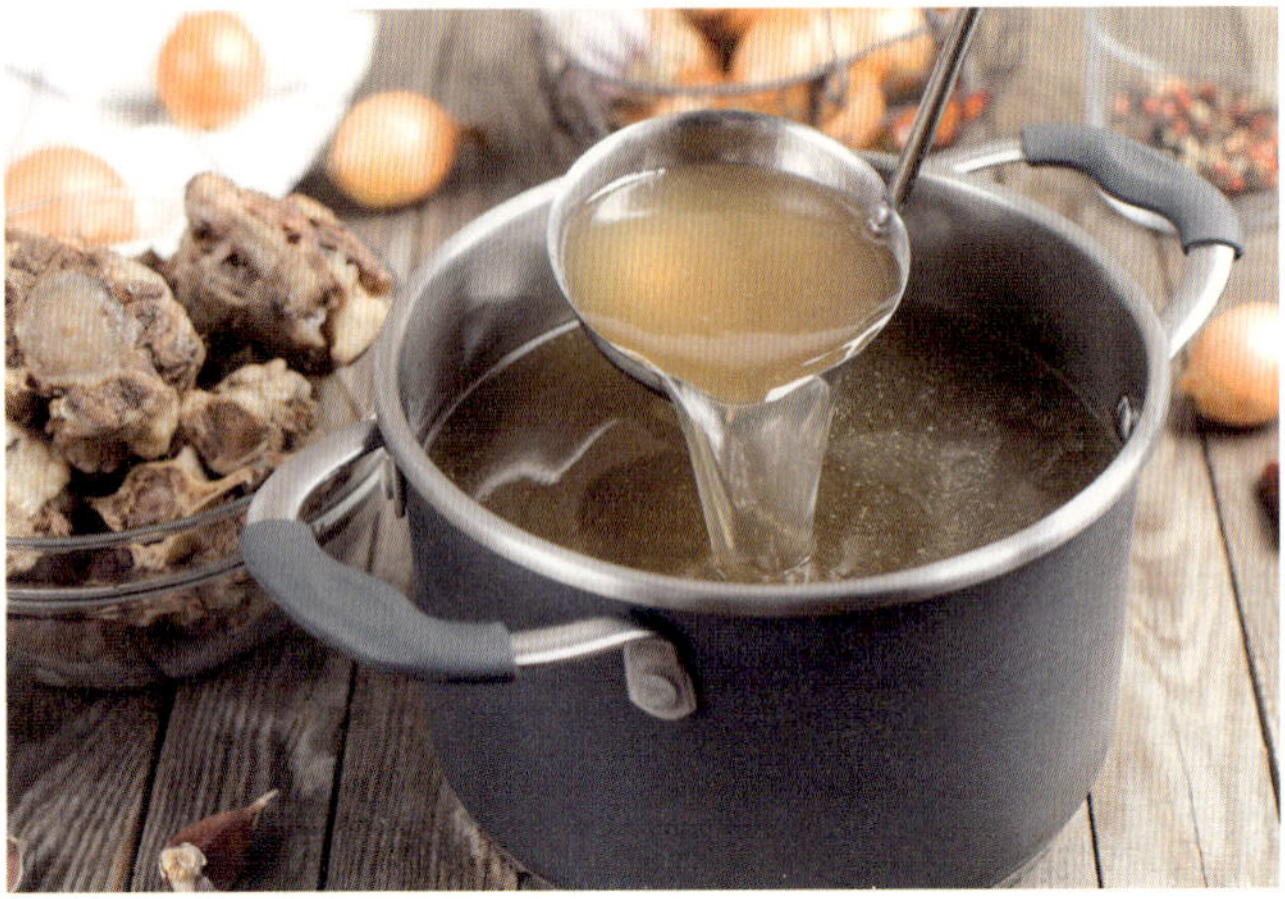

スープカップに1杯分を入れてレンジでチンして飲んでいる方もいます。わたしは製氷皿を洗うことすら面倒なので、原液をフリーザーバッグに入れて冷凍し、1杯分だけ叩き割って使っています。熱湯で溶かすと薄まってしまうので、レンジや鍋にかけて溶かします。

ボーンブロスは、煮込んで濾してという作業が手間ですが、最初からスープ状になっているものも販売されています。「**丸どりだしデラックス**」（日本スープ株式会社）は塩すらも入っていない、完全なボーンブロスです。お鍋のシーズンになると、これが店頭に並ぶスーパーもあります。ただ、１袋（２杯分）４００円程度するので、毎日飲むと考えるとコストがかかります。

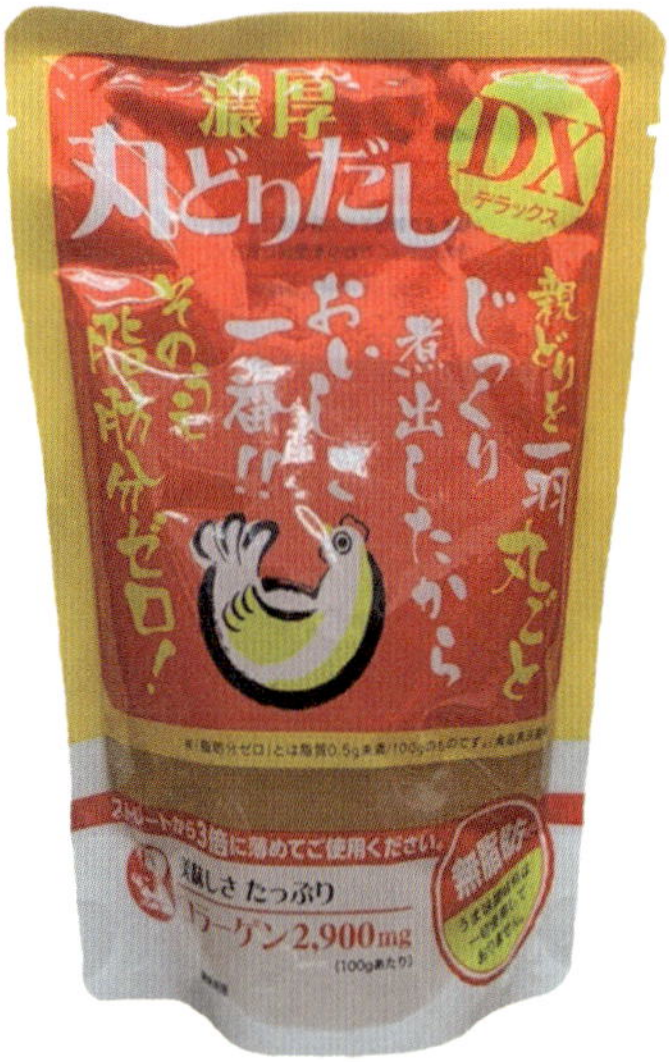

丸どりだし
デラックス

胃腸の栄養素グルタミンを補給する

胃腸を元気にするためにはボーンブロスをつくっていただくのがイチ押しなのですが、サプリメントを使う方法もあります。

L−グルタミン(以下グルタミン)という名前を聞いたことがありますか？化学調味料で有名なグルタミン酸ナトリウムとは違います。人体を構成するアミノ酸の一種です。

グルタミンは体内の遊離アミノ酸の約60％を占めており、もっとも豊富なアミノ酸です。

なぜグルタミンが体内にたくさんあるかというと、それだけたくさん必要だからです。免疫細胞の直接的な栄養源になっています。またストレスを軽減する脳内神経伝達物質ＧＡＢＡ（ギャバ）の原材料でもあります。
グルタミンは体内で合成可能な非必須アミノ酸ですが、ストレスや病気、外傷などでからだが必要とする量が合成できなくなると、食事からの摂取が必要となります。

そのグルタミンがもっとも貯蔵されているのが筋肉ですから、低血糖で筋肉を削っていると、グルタミンも減ってしまうのです。グルタミンが少なければ筋肉もつきにくくなります。
クライアントから「筋トレをしているのに筋肉がつきにくい」という相談を受けることがありますが、グルタミン不足かもしれないのです。

そしてグルタミンは腸管の細胞の主要なエネルギー源で、腸のバリア機能を維持するためにも重要です。このため、クライアントを見ていても、ストレスが多かったり、低血糖を起こしていると必ずと言っていいほど胃腸の状態も悪いのです。

ただ、グルタミンのサプリメントは単一のアミノ酸になります。医師の指導なしに子どもには使用できません。

また、グルタミンは腸の中の水を吸収する性質があるので、元々水分不足による便秘傾向（排便が2日に1回以下）がある方は、症状がひどくなる場合があります。グルタミンに水分が取られてさらに便が硬くなって出にくくなるのです。

※グルタミンのサプリメントは腎臓疾患で治療中の方、がんで治療中の方は使えません。

腸ケアのために、わたしはグルタミンよりもボーンブロスのほうを最初におすすめしています。ボーンブロスのよいところは、アミノ酸だけではなく、ビタミン・ミネラルなど微量な栄養素も含まれているので、複合的な栄養効果が見込めることです。飲みすぎによる危険性もなく、子どもでも飲めます。副作用もとくに気にする必要はありません。飲み続けると、胃腸の調子だけでなく、全身の体調回復を実感する方も多いです。

パニック発作後に不安が強くなり、サプリメントなども怖いので使いたくないという30代の友美さん（仮名）にボーンブロスをおすすめしたところ、自分だけでなく家族の食事に毎日取り入れたそうです。

すると、お子さんまで元気になって「この時期、娘は必ず風邪を引いて、わたしまでもらってしまうという感じだったのに、今年は二人とも風邪を引いていません」と笑顔で話してくれました。体力がついてきたのですね。自分への信頼感も高くなっていることが伝わってきました。

グルタミンを活用する

肉体的・精神的ストレスでもっとも多く消耗するアミノ酸はグルタミンです

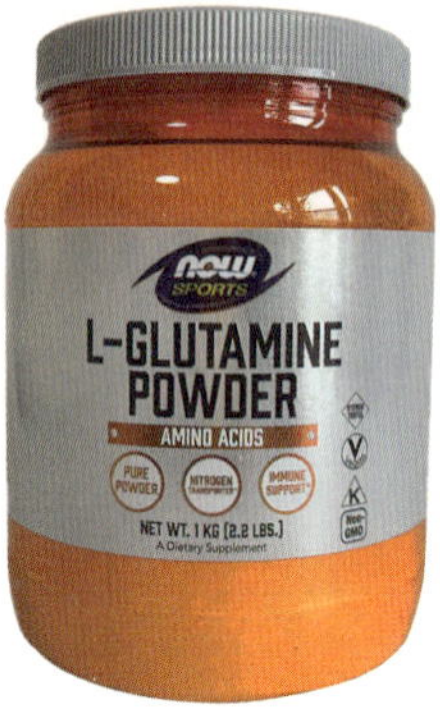

NOW Foods sports
L-グルタミンパウダー（1kg）

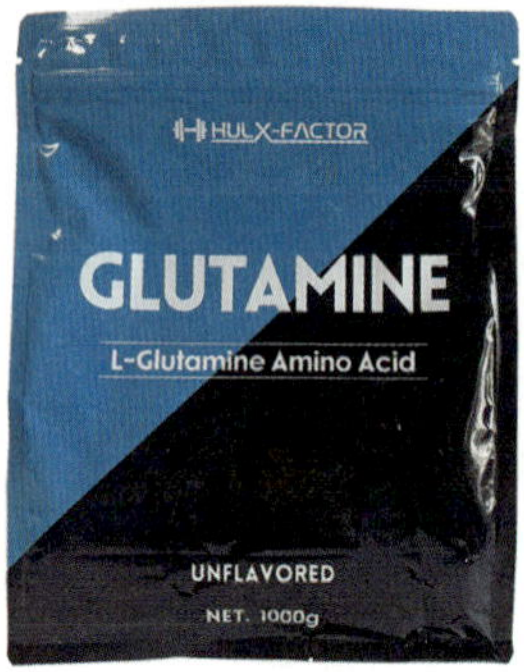

ハルクファクター
L-グルタミン グルテンフリー
1000000mg
（ノンフレーバー、1kg）

アミノ酸

必須アミノ酸

EAA

BCAA
- ・ロイシン
- ・バリン
- ・イソロイシン

- ・メチオニン
- ・リジン
- ・トリプトファン
- ・スレオニン
- ・ヒスチジン
- ・フェニルアラニン

非必須アミノ酸

- ・アスパラギン
- ・アスパラギン酸
- ・アラニン
- ・アルギニン
- ・システイン
- ・グルタミン
- ・グルタミン酸
- ・グリシン
- ・プロリン
- ・セリン　・チロシン

ボーンブロスの唯一のデメリットは調理の手間がかかることで、スープをつくることが苦でなければ、消化力の向上にとてもよい方法です。

グルタミンは仕事が忙しかったり、気力や体力がなくてボーンブロスをつくれない人にとっての第2の選択肢です。ボーンブロスと併用してもらうのもいいでしょう。

そして便秘症でない方も、グルタミンを摂取する際は、**最低でも２００㎖の水で溶かしてください。**それでも便が硬くなるようでしたら、水分量を増やしましょう。

また、グルタミンは前述した化学調味料（グルタミン酸ナトリウム）とは違うものですが、化学構造の一部が共通しているため、グルタミンにも独特の旨味のような味があります。ちょっとお湯や味噌汁に溶かして入れたくなるような味です。

ただ、熱に弱いので（60度以上になると劣化します）**必ず水で溶かしてください。**どのメーカーのグルタミンを使っても、水だけだと攪拌《かくはん》されるだけで、すぐにはうまく溶けません。しばらく置いておけば溶けますが、つくったタイミングで飲みたいでしょうから、**シェイカー**に入れて振りながら飲んでください。少し白い粉が残ると思いますので、また水を少し足して飲みきってくださいね。

1回あたりの**グルタミンの使用量はメーカー推奨量を超えないように**してください。多くは5gです（大抵付属のスプーンがついているので1杯分です）。

グルタミンは胃酸に弱いので空腹は避けるとか、空腹のほうが吸収率がいいとか諸説ありますが、わたしの経験では摂取タイミングによる差はありません。**1日のうち、いつでもいいので1杯を摂取しましょう**。

もしグルタミンを飲み始めて便秘になってしまったら、まずは水分量を増やしましょう。たとえば、1回に5g＋水200㎖で便秘になった場合、1／2杯（2・5g）＋水200㎖にして、1日2回に分けて飲んでみてください。

1～2日経っても便秘が解消されなければ、元々便秘薬を使っている方はそれで調整してください。そうでない方には、マグネシウムのサプリメントをあわせてご紹介しています。

マグネシウムは骨の形成、筋肉の収縮や神経伝達の調整、血圧の維持、カルシウム濃度を正常にするなど、体内で非常に重要な役割を担っています。

ドラッグストアに行けば、多くのマグネシウムのサプリメントが販売されていますが、じつは摂取しても8〜9割は体内に吸収されない「酸化マグネシウム」です。実際、健康のためにマグネシウムを毎日飲むようになってからお腹がゆるくなったというクライアントがいます。


アメリカの特許（キレーション）技術が使われているものは、体内に吸収される**吸収型のマグネシウム**です。代謝を促し、自律神経を整えて、メンタルを安定させます。海外の通販サイト「iHerb（アイハーブ）」で購入できます。

わたしが推奨しているのは全体の4分の1くらいは酸化マグネシウムが入っているものです。それでも「毎日10時間以上は寝ないとしんどい」というくらい副交感神経優位の方は、１００％吸収型のものでも下痢をしてしまうケースもあります。

マグネシウム商品例

酸化マグネシウムを含む 下痢傾向の方には向きません	クエン酸キレート	アミノ酸キレート	リンゴ酸キレート	液体
NOW Foods マグネシウムカプセル 400mg （ベジカプセル180粒）	NOW Foods クエン酸マグネシウム 400mg （ベジカプセル120粒）	Solaray高吸収性 グリシン酸 マグネシウム350mg （ベジカプセル120粒）	KALリンゴ酸 マグネシウム 400mg（90粒）	Traceイオン性 マグネシウム 400mg（59ml）

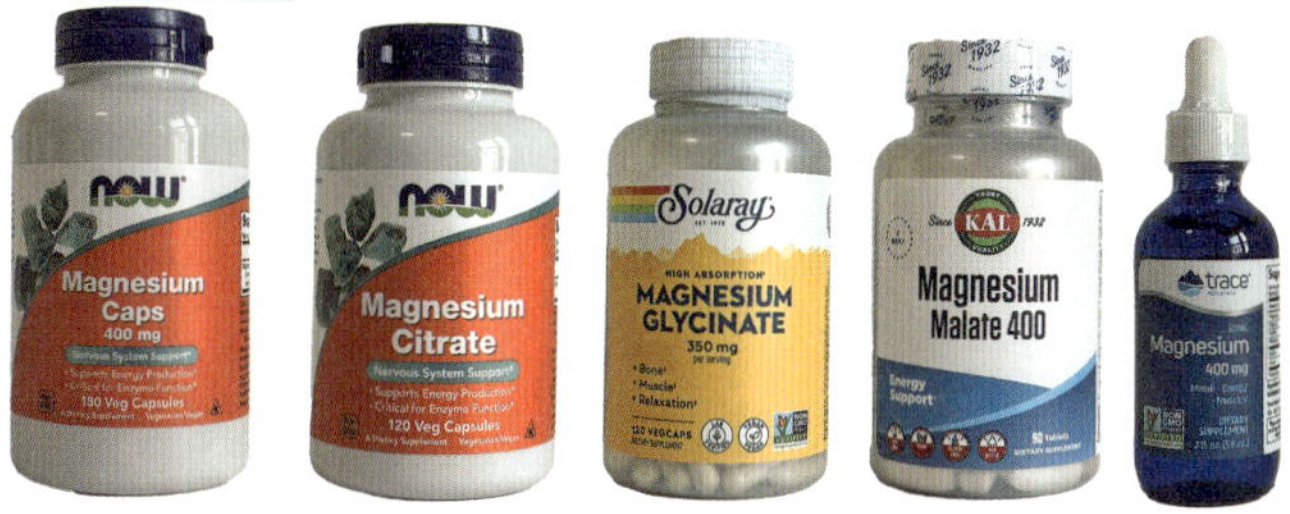

インターネットの情報などでは大量にサプリメントを摂取するように促しているものもありますが、安全に活用するには、**メーカーが1回摂取量としている量を超えないこと**です。また、個別具体的な摂取量を知りたい場合には、必ず栄養療法を実施している医療機関を受診してください。

※腎疾患など持病で治療中の方は、マグネシウムを摂取する前に、必ず主治医の許可を得てください。

便は腸からのお便り

消化・吸収力がついてくると、小食の方は食欲が出てきたり、反対に過食が治まっていきます。お腹の調子も整ってくるので便秘や下痢が解消されたという方も珍しくありません。

これ以外にも自分が食べたものをどれだけ消化・吸収できているかを知る方法があります。それは**便を見ること**です。便は文字どおり、腸からの便り（手紙）です。

排便の話をすると「便秘ではありません」とおっしゃるクライアントがいます。でもよくよく話を聞いてみると「便通は3～4日に1回くらいですかね」とか、女性だと「1週間に一度も便が出ない」という答えが返ってくることもあります。

排便の回数や量が話題になることはあまりありませんから、自分の排泄は他人と比べてどうなのか、知らない方が多いのです。

日本消化器学会では便秘の定義を「本来体外に排出するべき糞便を十分量かつ快適に排出出来ない状態」としています。[※3] 回数に言及はしていません。ですから、週に一度、下剤や浣腸で出していて、それ以上は出す必要がないと思っている方もいます。

しかし、日本では食べものや空気中にも有害金属が含まれていて、どんなに気をつけていてもそれらは体内に入ってきてしまいます。栄養療法の治療ピラミッドの話で「デトックス」と述べましたが、有害金属が体内に蓄積されていると、人体が必要としているマグネシウムや亜鉛、鉄などのミネラルを摂取しても体内で輸送障害が起こって使えないことがあります。
これらの有害物質は8割以上が大便として排泄されます。有害金属が体内に蓄積していると、人体に必要なミネラルの輸送に障害が起こります。週に1～2回の排泄では解毒はうまくいきません。

そもそも自分の腸内環境を気にしていない人も少なくありません。分子栄養医学で診療をしているある医師は、「40歳以上で腸内の炎症に自覚症状を感じられる人は4人に1人」と言っています。

では、元気な腸とはどんな状態でしょうか？

栄養を吸収するためには、食べたものが栄養の吸収に必要な時間、ちゃんと腸の中に留まっている必要があります。胃で消化されたものが小腸に流れ込み、小腸でさらに消化・吸収をおこなって、ほとんどの栄養素が吸収された残りカスが大腸に送られます。

そこで大腸菌によって発酵がおこなわれて、ビタミンB群や短鎖脂肪酸などの栄養素がつくられます。また前述のとおり、大腸は人体にとって有害な物質を排泄します。

この理想的な栄養素の吸収と毒素の排泄がおこなわれていると、便は適度な硬さで20cm程度の長さになります。理想的には1日2本バナナ状の便が出ることだと言われていますが、そこまでの人はなかなかいないのではないかと思います。わたしは**1日1本のバナナ便をめざしましょう**と言っています。

大腸の調子が悪いと、便が長い時間大腸に滞留し、水分がどんどん吸収されて便は硬くなっていきます。逆に滞留時間が短いと形を成さなくなり便器の中で容易に崩れたり、泥状や水様になります。ウサギのように便がコロコロとしていたら、腸内滞留時間がかなり長くなっていますし、形がないのであれば腸内滞留時間が短くなっていると思ってください。

栄養素を体内に「入れる」にはまず「出す」ことが大事です。容量が決まっているものに何かを入れたければ、先に入っているものを出さないといけません。ぎゅうぎゅうに詰まっている押し入れにはそれ以上何も入りませんよね？　私たちのからだも、入れたければ出すこと（デトックス）が必要です。

日常生活を送っているだけでも、海産物、農作物、井戸水、空気などからさまざまな有害金属が私たちの体内に入ってきます。[※4,5] たとえば、世界保健機関（ＷＨＯ）の研究によると、日本の石炭火力発電所からの水銀排出が、年間約１２００人の死亡に関与しているとされています。

１日に普通便がバナナ１本分出ていれば正常

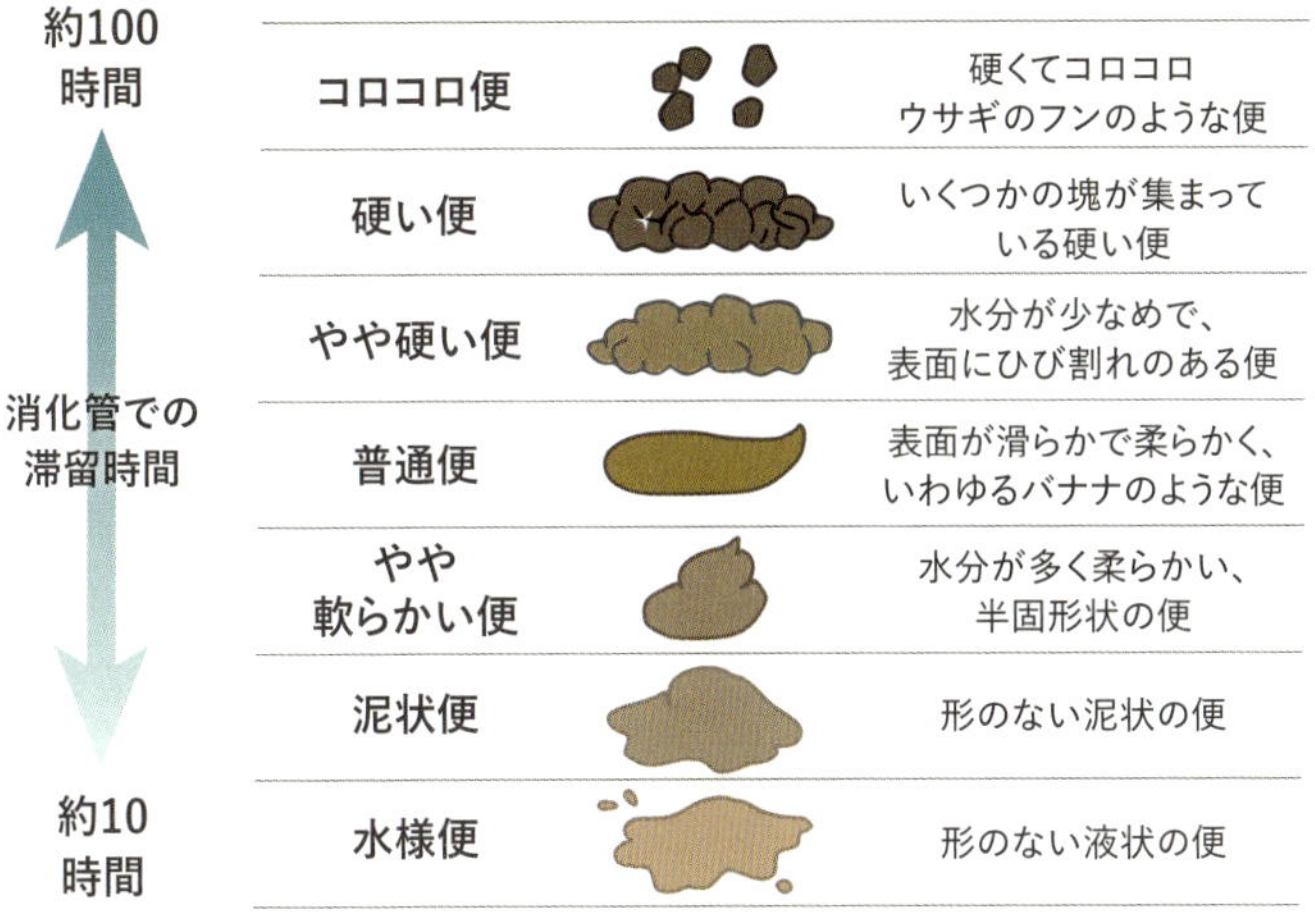

人体に入ってきた有害金属は一旦肝臓に集められ、ビタミンB群などを使って脂溶性から水溶性に変わることで無害化されます。そしてタンパク質のカプセルにくるまれて肝臓の外へ出されます。その後、約8割は大便となり、体外へ排泄されます。

ところが、便がいつまでも腸内に滞留していると、悪玉菌がこのタンパク質のカプセルを分解してしまうことがあります。すると、毒素が再吸収されてしまう可能性が高まります。有害金属が体内に溜まると、鉄や亜鉛、マグネシウムといった生命維持に欠かせないミネラルが、必要なところに届かなくなってしまいます。ミネラルは脳内神経伝達物質の合成にも欠かせません。

水っぽく下痢のような便だと滞留時間が短すぎる状態です。小腸で十分栄養を吸収できなかったことを示しています。

このような状態だと、大腸でも発酵ではなく腐敗が起こりやすいので、栄養の吸収率が低くなり、悪玉菌が増殖して腸内環境が悪化します。下痢を頻繁にする人のイメージはやせ型だと思いますが、これは栄養がうまく取り入れられていないからです。

大腸の中で起こることは発酵か腐敗です。発酵の場合は、食物繊維をもとに善玉菌が人体にとって必要なもの（ビタミンB群や短鎖脂肪酸など）をつくってくれます。大腸がうまく働かないと小腸で吸収しきれなかったタンパク質や糖が大腸菌によって腐敗を起こします。すると、インドールやスカドール、硫化水素といった悪臭成分が出ます。これが臭いおならの原因です。

●大腸の中で起こること

発酵：善玉菌が食物繊維をエサに起こす。人体にとって非常に有用
腐敗：悪玉菌が砂糖や小麦、未消化のタンパク質をエサに起こす。人体にさまざまな不利益がある

おならが臭いかどうかで、大腸の中で発酵が起こっているか、腐敗が起こっているかがわかります。高タンパク食が流行《はや》っていることで、消化・吸収力が伴わないままプロテインを飲み始めて、おならがかなりきつい匂いになっ

てしまっている人がいます。

この状態では栄養を摂取していても満足に体内に取り込まれていない（トイレに流している）だけでなく、悪玉菌を増やして腸内環境を悪化させてしまいます。

本書でもタンパク質摂取の重要性は述べていきますが、**タンパク食を始めるのは腸内環境が整ってからです。**大腸の状態を確認して、**消化力が不十分であれば、ボーンブロスやグルタミンを飲むことに集中して、プロテインには手を出さないようにしましょう。**

また、腸活でよく言われる**善玉菌の補給は、消化力がついて悪玉菌が増えるような食生活を変えてから考えるべきもの**です。

善玉菌が悪玉菌をやっつけて腸内環境が整うイメージをもっている人もいますが、これは基本的に腸内環境がよい方が一時的に調子を崩しているような場合です。

長期的にお腹の調子を崩している方は、善玉菌と言えども補給することでガスが増えるなど、腸内環境が悪化します。

現代の日本人は戦前に比べて、腸内細菌の量が3分の1ほどに減っていると言われます。今のほうが明らかに食生活は豊かですが、昔の人が粗食でも活動できたのは腸内細菌がたくさんの栄養をつくり出していたからです。

便の構成は3分の1が食べものの残りカスで、残りがターンオーバーして寿命を迎えた自身の腸内細胞と腸内細菌の死骸です。戦前の日本人は便の量もかなり多かったと言われています。

便は形状だけでなく、量も大切です。腸内細菌はひとつの臓器に匹敵するぐらいの仕事をすることがわかっています。

実際のカウンセリングでは、補食を1ヵ月程度継続してから、消化・吸収力アップの対策をご提案します。ボーンブロスやグルタミンを飲んでもらう方法です。

これを補食と並行して続けると、食欲が出たりお通じがよくなります。40代の女性は「ひどい便秘で1週間に1回浣腸で便を出している」とおっしゃっていましたが、ボーンブロスの摂取で毎日便が出るようになりました。

胃腸の調子が整って栄養素を受け入れる土台が出来上がってから、次章のタンパク食へと進みましょう。

余談ですが、「胃腸を元気にする」と言うと、ビフィズス菌を体内に入れるような腸内ケアをイメージされる方も多いのですが、この段階で必要な胃腸へのアプローチは胃腸の栄養源の補給です。

胃腸の粘膜、とくに腸がエネルギー源として使うグルタミンは外から入ってきたものだけです。いくらグルタミンが筋肉にあるといっても、それをそのまま腸のエネルギー源として使えるわけではありません。そのため、直接の栄養源であるグルタミンを口から入れる必要があります。

ボーンブロスなら、胃腸の粘膜の再生・修復を図れます。グルタミンも胃腸の粘膜を保護して再生修復に役立ちますが、どちらかというと大腸と小腸を動かすエネルギー源としての役割が大きいです。

胃腸の調子がよくなったクライアントには次のような改善がみられます。

・便秘や下痢の解消

・食欲が出る
・風邪を引きにくくなる（免疫細胞のエネルギー源）
・筋肉がつく（疲労しにくくなる、手足の冷たさの解消など）
・肌や髪、爪の質がよくなる

経験上、グルタミンを摂取すると、すぐにこれらの1～2つが実感できます。ボーンブロスは少し時間がかかるものの、じわじわと複数あるいはすべての体感が出てきて、全体的な体調の底上げができる印象です。

ボーンブロスやグルタミンは通常1ヵ月、長くても3ヵ月ほど毎日飲むと、からだが修復されている体感を得る方が多いです。肌がつるつるになった、爪が丈夫になったという方もいました。風邪を引かなくなったという感想も多くいただきます。同時にメンタルの安定も実感し始める人が多いです。

食べものが消化され、栄養素がしっかり吸収されることで代謝が始まります。胃腸の状態が悪くて、量を満足に食べられない、食べてもうまく消化・吸収できないといった状態ではからだの修復は始まりません。

栄養の大半を吸収する小腸

私たちが食べたものは胃で栄養素に分解されて、小腸へ送られます。小腸の仕事は「吸収」です。栄養素の約9割は小腸で吸収されます。取り入れられた栄養素をもとに代謝が働くことを考えると、生命活動は小腸が機能しなければ始まりません。

小腸の中は本来無菌状態です。菌が存在しても大腸の1万分の1〜100万分の1程度だと言われています。

ただ、ストレスで腸管の免疫力が落ちている場合、あるいは小麦や砂糖を好む食生活を長期的に送っている場合にはカンジタ菌などの悪玉菌が大腸の中で爆発的に増えます。すると、棲《す》めなくなった菌たちは小腸にも引っ越してきてしまいます。これを小腸内細菌異常増殖症（SIBO）と言います。

すると、お腹が張って苦しかったり、げっぷやおならが出やすくなります。健康ならげっぷはそう頻繁には出ないものです。食後に何度もげっぷが出るとしたら、小腸にガスが溜まっている可能性もあります。

女性に多くみられるのはお腹の張りや異常な頻度のおならです。SIBOは日本人の6〜7人に1人いると言われていますが、わたしのクライアントでは3〜4人に1人の割合でSIBOを疑うような症状が出ています。

小腸内細菌異常増殖症（SIBO）の症状

□便秘、下痢
□腹痛、腹部膨満感
□異常な頻度のげっぷ
□異常な頻度のおなら
□胸やけ、吐き気、逆流感
□逆流性食道炎と診断されたことがある
→食物繊維や発酵食品が苦手な人は要注意

第3章で補食は「多糖類」の食品から摂取するように、と説明したことをおぼえていますか？

二糖類、単糖類、オリゴ糖、ポリオール（キシリトールなど）といった4分類の糖質は小腸には望ましくありません。適量なら問題ないのですが、小腸内に細菌が増殖していると4つの糖をエサにガスが増えてくるので、専門の医療機関を受診するとＦＯＤＭＡＰ©（フォドマップ）と呼ばれる4分類の糖質を含む食事をやめるように指導されます。

パン、ラーメン、うどん、パスタなどはもちろん、納豆やヨーグルトなど、一見、腸によさそうな食品もフォドマップに含まれます。

●小腸が苦手にしている糖類

F（Fermentable）発酵性の
O（Oligosaccharides）オリゴ糖
D（Disaccharides）二糖類
M（Monosaccharides）単糖類
A And
P（Polyols）ポリオール［糖アルコール］

家の食卓では毎日納豆が出てきて、いつもお腹を下しているという若い男性に納豆をやめてもらったら調子がよくなったということがありました。キムチでも同様のことが起こった例もあります。

もしお腹になんらかの不快な症状がある方は、高フォドマップの食品を食べすぎている影響も考えられるので、一定期間やめてみましょう。具体的な食品名はネット検索するとたくさん出てきます。

高フォドマップの食品を中断し、胃腸障害が治まってからしばらくお休みすると、原因となっていた食品もやがて食べられるようになります。

ポイントは、少量で再開してお腹の反応を見ることです。症状を感じたらまたしばらくお休みして、また再開して確かめることを繰り返します。

とくにやめてもらうことでお腹の調子が整うことが多いのは、牛乳、豆乳、ヨーグルトです。健康や胃腸を整えるために、毎日飲んだり、食べている人は結構います。ほかには、1年中食べられるリンゴがお腹の張りの原因だったこともありました。

●お通じがよくなるとメンタルも安定する

セロトニンは、感情の安定や幸福感、ストレス耐性が向上する作用があることから幸せホルモンと呼ばれます。じつは小腸の粘膜上皮で人体のセロトニンの90％がつくられています。

脳には血液脳関門と呼ばれるとても厳しい関所があるので、腸でつくられたセロトニンが、脳に直接移動して作用をすることはありません。しかし、腸内でつくられたセロトニンは、迷走神経を通じて脳に信号を送ることができ、これにより脳内のセロトニン系の神経伝達が間接的に活性化されると考えられています。

このメカニズムは「脳腸相関」と呼ばれ、腸内細菌が腸の神経系を刺激し、その結果として脳に送られる情報が変化することから、腸内環境が脳の機能や感情に影響を与える重要な経路として注目されています。[※6] 脳内でセロトニンの生成が増えると、感情の安定や幸福感、ストレス耐性が向上します。

「医者から下剤を処方してもらって、5日以上便が出なかったら飲んでいる」とおっしゃっていた40代の女性は、食事を改善すると下剤なしで排便するようになり、腸の動きがよくなったことでメンタルも安定してきました。

腸のコンディションと脳のコンディションは同期しているということです。メンタルの不調を抱えているクライアントの多くが、便秘、下痢、お腹の張りなどを抱えているのに、あまり問題視していません。

しかし、毎日排便できるようになると心も安定してくるので、大抵の場合「お腹の調子がメンタルに関係しているとは思わなかった」と驚かれます。

腸内環境はどのようにつくられるのか

栄養素の約9割は小腸から吸収されると言いました。大腸でも一部のミネラルや水分は吸収されますが、おもな役割は発酵と解毒です。

小腸は本来無菌状態だと言いましたが、大腸には善玉菌、悪玉菌、日和見《ひよりみ》菌が存在し、それぞれの菌にもたくさんの種類があります。摂取した腸内細菌をシャーレで培養したときにありとあらゆる菌がきれいな色を成しているので、腸内フローラ（お花畑）と呼ばれるようになりました。

腸内細菌は種類と量が多いほうがよいのですが、ベースは母体から受け継がれます。これは自然分娩で生まれた場合に限り、出生時、産道を通る際に先祖代々の腸内フローラを受け取るのです。帝王切開の場合は産道を通らずに無菌状態で出てくるため、病院内に存在する雑菌が新生児の腸内フローラのベースになると言われています。

手術室内のドクターやナースは滅菌の手袋をしているので、生まれたばかりの赤ん坊にもっとも影響を与えるのは最初に触れる人間の菌です。つまり、術野（無菌状態で手術をしている範囲）の外で赤ん坊を受け取る医療従事者の菌になります。

帝王切開で生まれる子は腸内の善玉菌が少なく、免疫力やストレス耐性が自然分娩の子よりも低いという研究結果もあります。[※7, 8] アメリカ、フィンランド、デンマークなどでは帝王切開で生まれた赤ん坊に母親の便を移植する研究が進められています。[※9]

こうした知識は最近になってようやく広がってきたもので、以前は一般的ではありませんでした。

なお、自然分娩であっても、母親の腸内フローラの状態が悪ければ新生児に影響を与える可能性があります。その場合でも腸内フローラが形成される3歳から5歳までのあいだに、多様な食事をとり、土遊びなど自然に触れる活動を取り入れることで腸内環境を整えることは可能だと言われています。※10

現在は、プロバイオティクス（善玉菌を含むサプリメント）と併せてプレバイオティクス（善玉菌のエサとなる食物繊維）を摂ることで、腸内環境を維持することが可能ですが、帝王切開で生まれた人はプロバイオティクスのサプリメントを飲んでも腸内に定着しにくく排泄されてしまうので、毎日サプリメントの補給が必要です。わたしは18歳以上にしかサプリメントを提案しませんが、子どもに処方する病院もあります。

サプリメントだけでなく、食品からの補給も大事です。野菜、海藻、きのこ、根菜などの食物繊維、また高血圧などで食事制限がなければ、乳酸菌、酵母菌、麹菌といった善玉菌が含まれている**ぬか漬け、味噌汁、ザワークラウト**を推奨しています。

ヨーグルトやチーズなどの乳製品は、長期的に摂取すると、カゼインが腸の粘膜に炎症を起こす可能性や、ＳＩＢＯの原因になる恐れがあるので、毎日食べることは推奨していません。

２０１２年にカリフォルニア工科大学から興味深い報告がありました。[※11] 腸内環境を人工的に悪化させたマウスは性格的に臆病になり、そのマウスに対して腸内環境を改善する治療をおこなったところ、不安行動が減少したというものです。

腸内細菌は性格にまで影響する

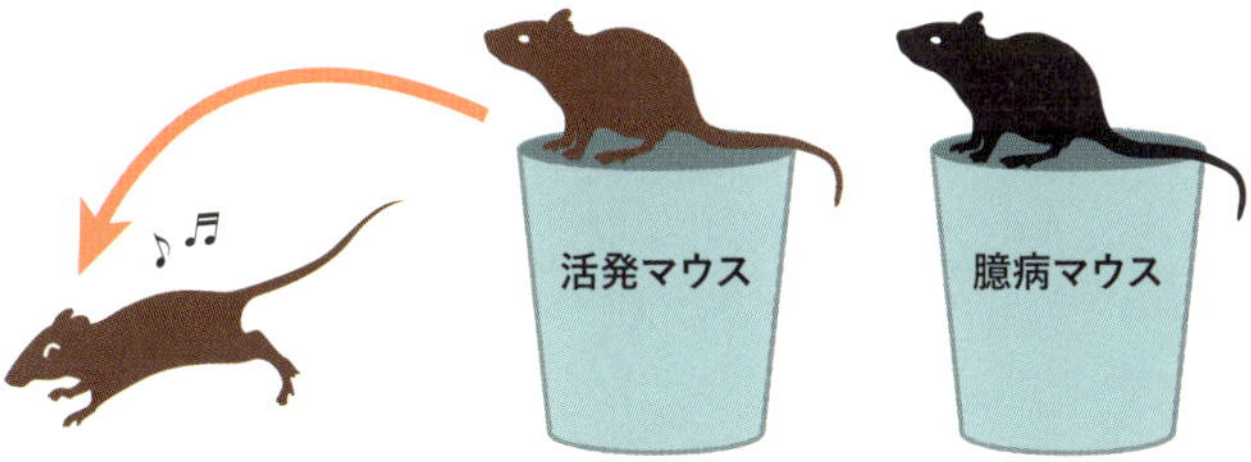

2012年「ネイチャー」誌で発表されたマウスを用いた実験

活発か臆病かはマウスを高さ5cmの台に乗せて
すぐに飛び降りられるか、怖がって飛び降りられないかで検証する

別の実験では、40名の女性を集めて、腸内にバクテロイデス菌（肥満防止作用があるとされる日和見菌）が広く分布している女性と、プレボテラ菌（炎症に関連するとされる日和見菌）が広く分布している女性に対し、さまざまな画像を見せて血流の変化をＭＲＩで測定しました。[※12]

その結果、プレボテラ菌が広く分布している女性は、ネガティブな画像を見た際に強いストレス反応を示し、不安や苦痛を強く感じ、実際に胸が苦しくなったり涙が出たりしたのです。対してバクテロイデス菌が広く分布している女性はそれほど感情に変化はなく、身体症状が起こることもありませんでした。

これらの結果から、同じものを見ても、腸内環境によって、その受け取り方や感じ方が変わる可能性が示唆されます。

また、関連する話として、便移植が治療に取り入れられています、この分野で先進的な取り組みをされている城谷昌彦先生（ルークス芦屋クリニック）の報告によると、「スーパードナー」と呼ばれる特別な腸内フローラをもつ人々の便を移植すると、移植を受けた人の健康が改善するのです。[※13] 共通して、何事にも感謝の気持ちをもち、性格が穏やかで、異性だけでなく同性からも好かれるという特徴があるそうです。

ストレスを受けにくい性格だから腸内環境に悪影響がないのか、腸内環境が整っているからストレスを受けにくく温和な性格なのかはわかりませんが、どちらにせよ、腸内環境を整えることで性格的にもメンタルが安定する可能性を感じさせます。

第5章

タンパク質を意識して摂りましょう

腸内環境が悪化すると糖質に頼りがちになる

ここまで、腸のケアをすることで栄養素が入りやすい状態をつくる話をしてきました。では、どんな栄養を増やせばいいのでしょうか？　意識して取り入れたいのが**タンパク質**です。

タンパク質は細胞の基質であり、エネルギーの原材料としても使われます。成長ホルモン、インスリンなどのホルモンや炎症を抑えるために免疫細胞から分泌される物質（サイトカイン）の原材料であり、消化酵素（胃液、髄液、腸液）もタンパク質でできています。肝臓内で働く解毒の酵素もタンパク質でできているのでデトックスにも重要です。セロトニン、ＧＡＢＡといった脳内神経伝達物質もタンパク質でできています。

次ページの図のとおり、栄養療法の治療ピラミッドと照らし合わせてもほとんどの段階でタンパク質が必要とされていることがわかるでしょう。

また、血液中には「アルブミン」というタンパク質があります。これはさまざまな栄養素や薬などを乗せて必要なところに届ける舟のような仕事をしているのですが、タンパク質の摂取量が足りないと、この舟の数も減ってしまいます。そうなると頓服薬《とんぷくやく》を服用しても効果を感じられないといったことが起こります。タンパク質を意識して取り入れたら、頓服薬の効果が実感できるようになったというクライアントもいます。

「何をやっても効果がない。頓服薬も効いているのかわからないからアテにできない」とおっしゃっていたのは30代で子育て中の主婦の千晴さん（仮名）

栄養療法の治療ピラミッドとタンパク質の関係

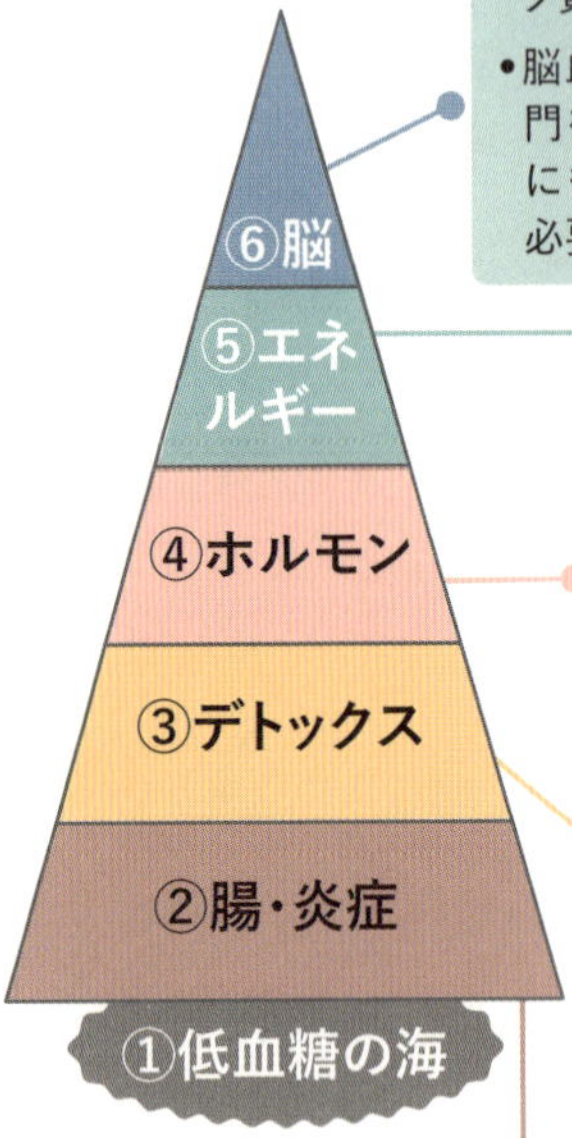

- 脳内神経伝達物質（セロトニン、GABAなど）の原材料はタンパク質
- 神経細胞もタンパク質でできている
- 脳血管の血液脳関門を正常に保つのにもタンパク質が必要

- ATPエネルギーの原材料やATPエネルギーの産生酵素としてタンパク質が必要
- ミトコンドリアの新生にもタンパク質が必要

- 成長ホルモンやインスリンなどは、タンパク質（アミノ酸）が原材料のホルモン（ペプチドホルモン）である
- ホルモンの原材料としてだけでなく、合成される過程や、運搬、貯蔵などにもすべてタンパク質がかかわっている

- 肝臓の解毒酵素もタンパク質でできている
- 体内の有害な重金属を体外に排泄する働きをするメタロチオネインの基本構造はアミノ酸
- 腸が動いて排便がうまくいくと、体内の毒素が排出される

- 胃腸はタンパク質でできている
- 粘膜修復の栄養素はアミノ酸
- 大腸と小腸のエネルギー源はグルタミン（アミノ酸）
- 消化酵素もタンパク質でできている

です。子どもを色々なところへ連れて行ってあげたいのに不安が強くなってしまうので、夫に付き添ってもらわないと遠出できないということでした。

薬も効果がないので絶望的な気持ちでカウンセリングに来られましたが、順番を守って栄養療法を進め、タンパク食まで進んだころには頓服薬の効果を感じられるようになりました。それが安心材料となって行動範囲が広がり、お子さんと二人だけでどこへでも外出できるようになりました。

タンパク質不足のチェックリスト

□慢性的疲労、脱力感、無気力感がある
□下痢や便秘が多く、お腹が張りやすい
□肌荒れやニキビが出やすい
□肌や髪のコシやハリがなくなった気がする

□目の下にクマが出やすい、不眠、朝起きられない
□鼻炎や鼻づまりになりやすい
□風邪を引きやすい、または治りにくい
□喉が荒れやすい、口内炎がよくできる
□胃がムカムカしやすく胃弱気味
□腕や太ももが細くなった
□むくみがある、むくみやすい、むくみがとれない
□力が弱くなった、疲れやすい

タンパク質は消化に多くのステップが必要なため、胃で90％以上分解されないと腸で吸収しきれません。

胃液の中の消化酵素はタンパク質から生成されています。このためタンパ

ク質の摂取量が少ないと胃液がタンパク源を十分に消化できず、胃もたれがする、お腹が張る、十分な量を食べられないといったことが起こります。糖質は胃での消化はあまり必要とせず、唾液や膵《すい》液で分解・吸収できるため、食事は糖質に偏りがちになります。

すると、さらにタンパク質の摂取量が減り、消化酵素が不足するのでますますタンパク質や脂質の消化が難しくなる悪循環になります。

腸の粘膜が修復されれば、タンパク質や脂質の消化・吸収能力が向上します。タンパク質は、細胞の修復や再生に優先的に利用され、脂質はエネルギー源として使われます。エネルギー産生が糖質ばかりに頼らなくなることで、間接的に血糖値の維持がしやすくなり、結果的に糖質の消費量が抑えられるという好循環が生まれます。

栄養療法の治療ピラミッドのよいところは「根性でがんばる」のではなく、生理的に取り組みやすい状態をつくれるように設計されているところです。低血糖を放置し、腸の消化・吸収率が低いまま、「タンパク食にしましょう」では挫折します。改善の順番を守ることで自然とからだが整うよい循環になるのです。

必要なタンパク質量の計算

腸内環境を整えても、タンパク質量の増やし方は慎重に進めましょう。無理をすると腸内環境を悪化させる原因になります。悪玉菌の好物は未消化のタンパク質なので、タンパク質の摂りすぎは便秘や下痢などのトラブルにつながる可能性があります。

タンパク質は多すぎても少なすぎても弊害が起きます。必要な量を摂取することが大切です。

年齢や性別、生活強度、運動習慣の有無などによって、必要なタンパク質量には違いがありますが、とくにハードな運動習慣もなく、肉体労働でもない人は、次の式に当てはめて計算してください。

体重（kg）×１・０（g）＝必要なタンパク質摂取量（g）

妊娠中や授乳中の方は体重（kg）×2・0（g）とも言われますが、妊婦・経産婦になったからといって消化・吸収率が向上するわけではないので、最初は体重（kg）×1・2（g）から始めて、不調がなければ体重（kg）×2・0（g）をめざしましょう。しかし、このようなケースでも、ほとんどの人はそれだけのタンパク質量が摂れないので体重（kg）×1～1・2（g）に落ち着きます。

自分に必要なタンパク質量がわかったら、次ページの図を参考に、普段食べているものから、どのくらいタンパク質が摂れているかを計算します。

たとえば、納豆1パックでも四角い容器か丸い容器かで内容量が違います。

カウンセリングでもクライアントの食事を聞いて、実際に1食1食計算します。多くの方が、平均して20g前後、タンパク質量が足りていません。「結構気にしているので大丈夫だと思います」とおっしゃる方にも、計算結果をお伝えすると「こんなに足りないのですか？」と驚かれることが多いです。

食品ごとのタンパク質量

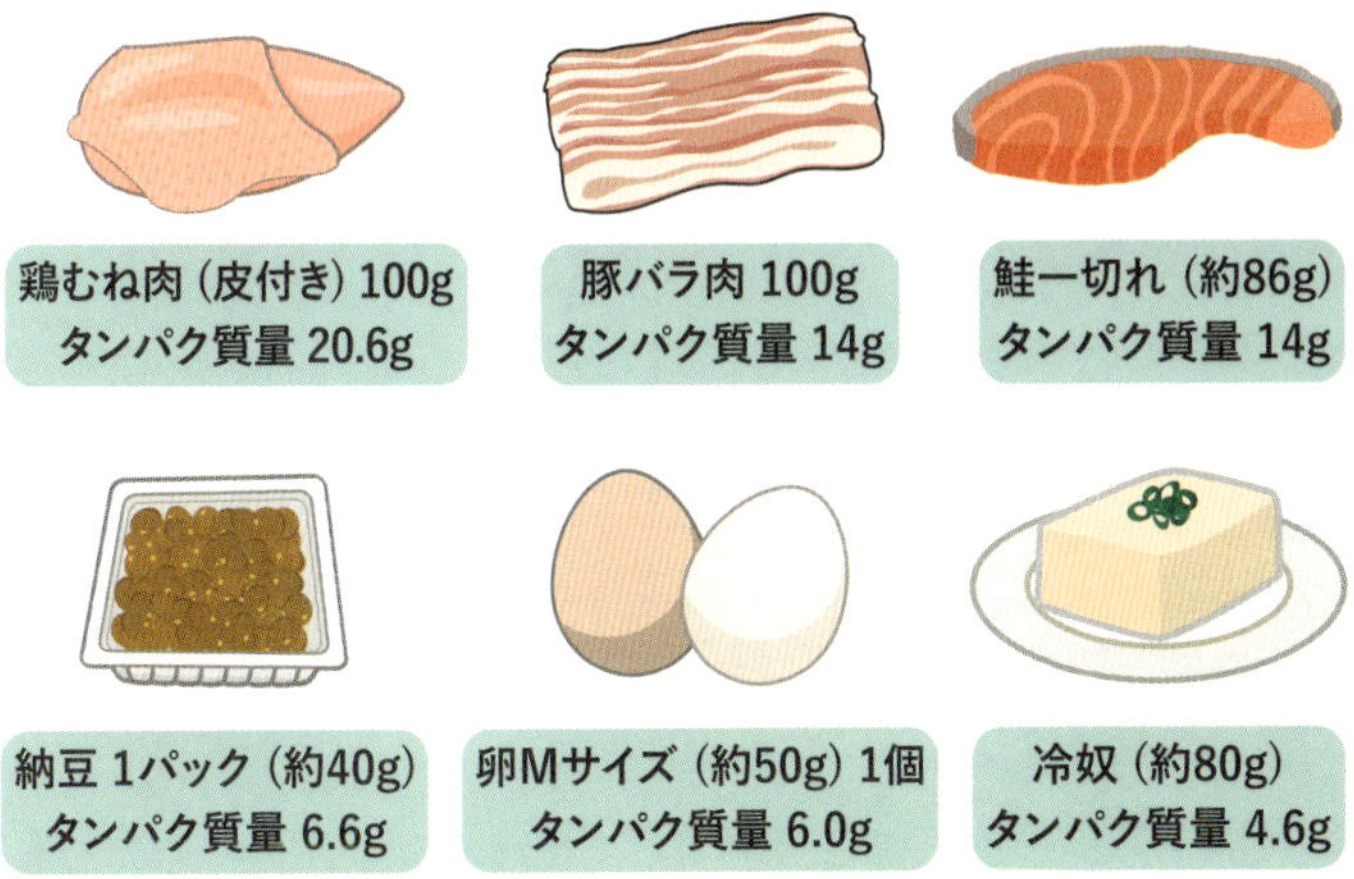

とくに女性クライアントで最初からタンパク質量が十分な人はほとんど出会ったことがありません。意識して食べているという人も、あまり食べられていないという人も、大抵の人が自分が予想するタンパク質量を大きく下回っています。

吸収の限界量

１日に必要なタンパク質量がわかりました。激しい運動をしていなければ、体重60kgの場合、60gになります。

たとえば、鶏むね肉100gには25gほどのタンパク質が含まれます。しかし、1回の食事で300gの鶏むね肉のステーキを食べれば75gのタンパク質を摂取できるかというと、そうではありません。吸収の限界量があるからです。

1回の食事で摂るタンパク質量は20gを超えないほうがいいと言われています。それ以上だと一度に吸収できる量を超えてしまい、消化・吸収がうまくできません。

消化・吸収に限界量などないという意見もありますが、実際にクライアントを見ていると、20gを超えると消化器官になんらかの不調を訴える方が一定数います。

食事にプラスしてプロテインをゴクゴク飲んでいる方もいて、未消化症状が出ていないかお聞きすると、おならや便が悪臭だとおっしゃることがよくあります。タンパク質をうまく消化・吸収できていないのです。

「メンタルの安定にはタンパク質が大事だと聞いたので、食事のほかにプロテインも1日3回飲んでいます」とお話ししてくれたのは40代で主婦の汐織さん（仮名）です。

1回にどれくらい摂取しているかと聞くと、タンパク質量にして20gです。プロテインだけで1日60gのタンパク質を摂取しており、食事と合わせると90g以上となっていました。

この方の体重は50kg弱であり、主婦ということですから運動量も多くはありません。「便やガスの匂いが強くなっていませんか？」とお尋ねすると「すごく臭いんです！　わたしのあとにトイレに入ったら、子どもが大騒ぎします」と笑っていました。また、体調もとくによい変化は感じていないということでした。適切なタンパク質量になるよう、プロテインを減らしていただくことで、排泄物の悪臭は改善し、メンタルも安定してきました。

タンパク質摂取の必要性を述べてきましたが、肉でも魚でも急に増やすのは禁物です。食べすぎて消化・吸収できなければ、栄養が足りていないことと同じです。未消化のタンパク質は腸内の悪玉菌を増やします。

肉や魚などのタンパク源は噛《か》むことによって物理的に細かく砕かれると同時に、口の中で唾液（おもに炭水化物を消化）と混ぜ合わされます。

それを飲み込むと、胃の中でタンパク質は胃液によりペプチドに分解されます。次に十二指腸へ送られて、胆汁や膵液によって分解しきれなかった栄養はさらに細かくなって最終的に小腸へ届けられ、ここでも少し消化されたのちに吸収されます。

小腸でほとんどの栄養が吸収された「カス」は大腸へ送られて、大腸内の善玉菌がそれらを発酵させてさらに栄養素を引き出します。

この一連の流れが機能していないと、タンパク質は大きな分子のまま大腸まで流れ込み、悪玉菌のエサとなって腐敗を起こします。タンパク質量を増やしたときに、おならや便に卵や玉ねぎの腐ったような強い臭気を感じたら、消化・吸収がうまくいっていない証拠です。

そこまでいかなくても、便秘、下痢、腹痛、お腹が張る感じ、胃もたれ、げっぷ、胸やけ、吐き気などがあれば未消化症状を起こしていると考えられます。

腸内環境が悪化することで、自律神経も乱れやすくなりますし、タンパク質だけでなく、その他の栄養素の吸収率も低下します。毎日排便があるか、便秘気味でないかを確認しながら、まずは3食に少しずつタンパク質を足すイメージで摂っていきます。

ちょい足しタンパク食

タンパク食を始めるにあたり、肉や魚、卵、大豆食品といったタンパク源をどのくらい足せばいいのか？　量を計算することは大変なので、**「手のひらひとつ分のタンパク質を毎食増やしましょう」**とお伝えしています。普段の食事にちょい足しで、手のひらにのるくらいのタンパク質食品を摂るよう意識してください。

しかし、肉や魚のメイン級のおかずをいきなり増やすと、それだけで胃に負担を感じる人もいます。その場合には**小さなタンパク質**で全体の底上げをしましょう。たとえば、これまで朝食には納豆と味噌汁だけだったのであれば、ご飯にしらすをのせるといった方法です。

もちろん、おかずでタンパク質量を増やしながら、併用していただいてもかまいません。

20代の香奈江さん（仮名）は「わたしは肉は嫌いだし、魚は調理が面倒なので食事でタンパク質量を増やすのは無理です」と取りつく島もありませんでした。

胃酸に含まれる消化酵素ペプシンの原材料はタンパク質なので、タンパク質の摂取量が少ない人は、ますますタンパク質の消化がうまくいかなくなります。香奈江さんは「肉が嫌い」なのではなく「肉の消化が苦手」なのです。

消化に負担がかかっているために、避けがちになっていることを自分の嗜《し》

ご飯にプラス

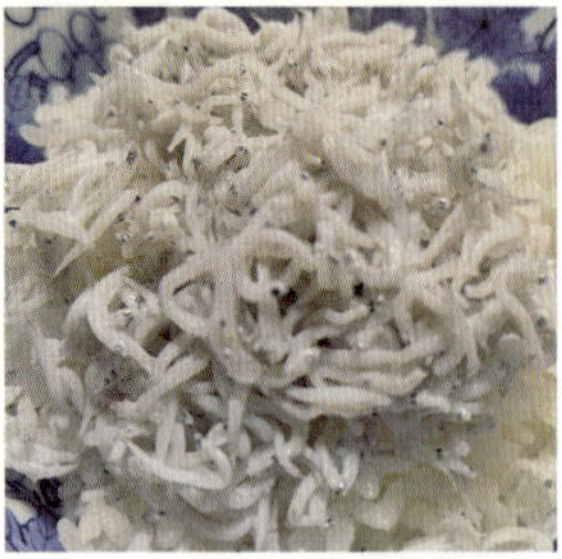

しらす干し(半生)

100gあたり
タンパク質 約40.5g

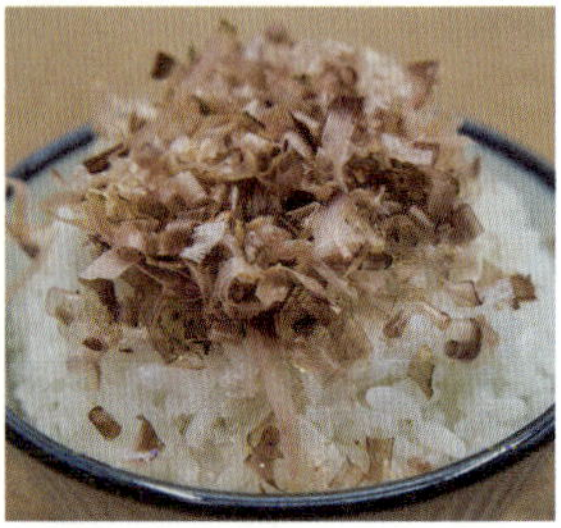

かつお節

100gあたり
タンパク質 約77.1g

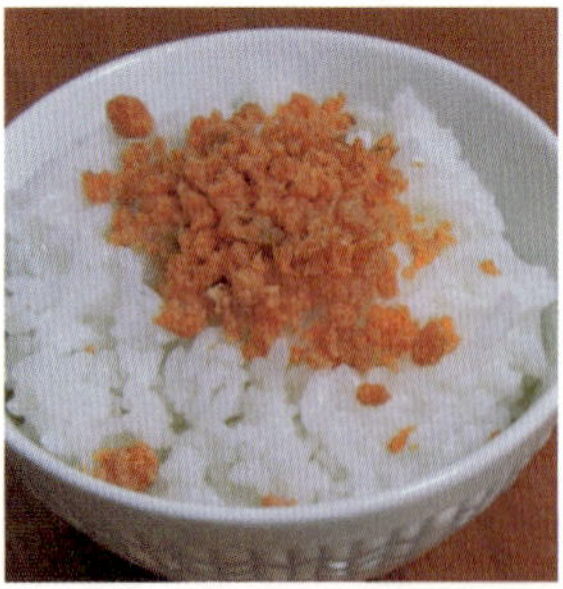

鮭フレーク

100gあたり
タンパク質 約21.7g

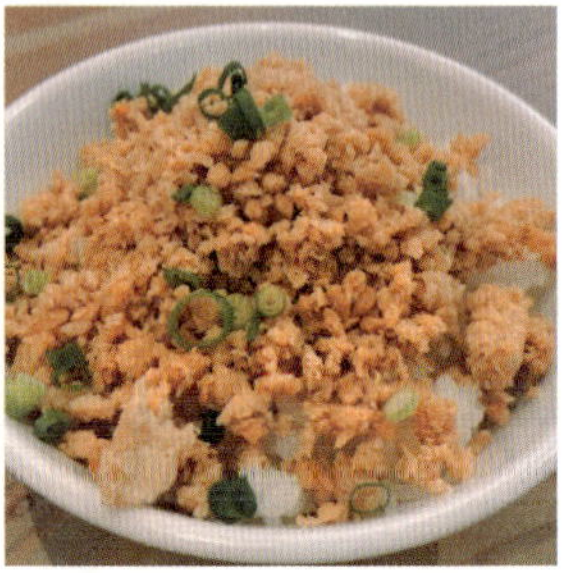

鶏そぼろ

100gあたり
タンパク質 約24.1g

おやつにプラス

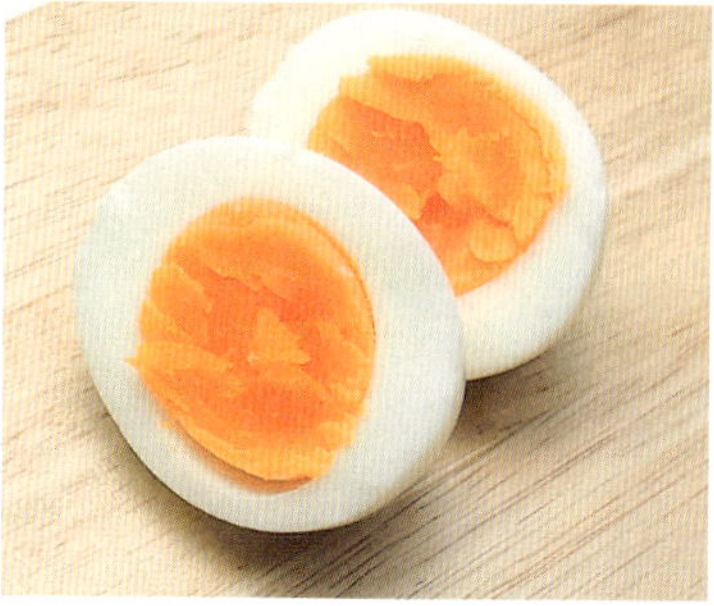

味付け卵

100gあたり
タンパク質 約6.4g

鶏ササミ燻製

100gあたり
タンパク質 約9.8g

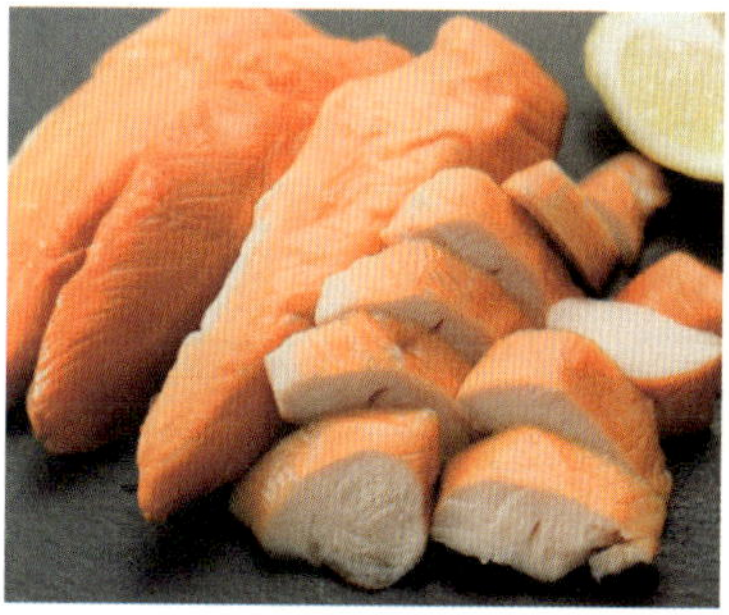

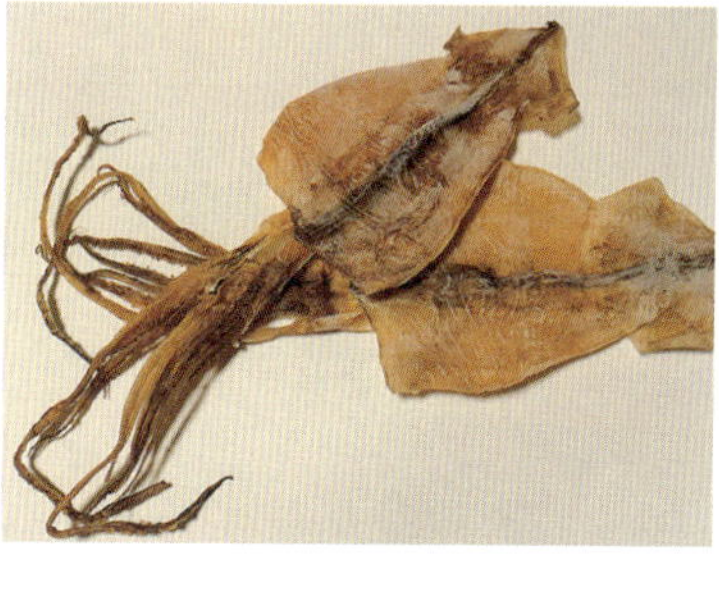

するめ

100gあたり
タンパク質 約69.2g

好《こう》だと誤解していることがあります。

こういったケースでは、肉や魚の量をいきなり増やさせず、卵、豆腐、納豆、はんぺん、ちりめんじゃこといった食材でタンパク質をこまめに増やしていくと胃酸が分泌されるようになります。

最終的に香奈江さんから「最近はお肉を食べたいと思うようになってきました！」と、ご友人と焼肉に行ってきたというエピソードを聞かせてもらいました。

また、タンパク質量を増やす段階まで来たら、補食の回数も2時間おきではなく、午前1回、午後1回といったように自然と減っていきます。

プロテインを賢く使う

「タンパク質を摂りましょう」と言うと**プロテイン**の飲用を考える方も多いです。もちろん、プロテインはタンパク質摂取の補助食品として活用できます。小食でおかずをたくさん食べられない人にも有効です。

胃酸や腸液などに含まれる消化酵素の原材料はタンパク質だと述べました。プロテインを飲んでタンパク質が体内に満ちてくると消化力も上がってきます。すると、肉や魚を食べられるようになります。食事からタンパク質が十分摂れるようになると、プロテインも必要なくなります。

クライアントのなかには、ネットの情報を見て過剰にプロテインを摂取している方もいます。すでにプロテインを飲んでいる方は、排泄物の匂いが強くないか、先述したように排便がうまくいっているかに注意してください。

また、摂取量だけではなく、消費量も考えなければなりません。副腎疲労の場合、アドレナリン欲しさにハードなスポーツをしている方も少なくありません。毎日ジョギングをしていたり、キックボクシングのジムに通っている方もいました。

運動量が多いと、本来、心の安定に使いたい栄養が筋肉の修復に取られてしまいます。その場合は、一時的に運動を中止したり、ウォーキング程度の軽い運動に抑えてもらう提案もおこないます。

プロテインは10日単位で量を増やす

時々受ける質問に「プロテインを飲むと腎臓が悪くなるのですか？」というものがあります。「日本人の食事摂取基準（２０２５年版）」（厚生労働省）では、タンパク質の耐容上限量は「十分かつ明確な根拠となる報告がない」という理由から設定されていません。現在のところ、健康な腎臓がタンパク質過剰で機能低下する心配はなさそうです。そもそも腎臓を元気に保つために、タンパク質は必要です。

本書でご紹介しているのは、普段の食事では足りていないタンパク質量を補完する方法です。腎臓に負担をかけるような量ではありません。それでも胃腸の調子を気にしながら、かなり慎重にタンパク質量を増やしていきます。

食事から摂取したタンパク質は消化され、アミノ酸に分解されます。これらのアミノ酸は体内でエネルギー源や新しいタンパク質の合成に利用されますが、分解の過程で窒素を含む物質（おもにアンモニア）が発生します。アンモニアは細胞に有害で、とくに神経系に悪影響をおよぼす可能性があるため、体内に蓄積しないよう肝臓で尿素に変換され腎臓から排泄されます。タンパク質を過剰に摂取すると生成される尿素の量が増えるので、それを排出するために腎臓が通常以上に働く必要があります。これが腎臓への負荷を高める要因となります。

健康な腎臓がタンパク質の過剰摂取によって健康被害を受けた事例はありませんが、すでに腎臓の機能が低下している人では病態が悪化することが考えられるので、医師の指示のもとでプロテインを利用していただく必要があります。

その前提でプロテインの飲み方をご紹介します。

プロテインと言ってもホエイプロテイン、ソイプロテインなどたくさんの種類があります。結論から言うとわたしがおすすめするのは**ホエイプロテイン**一択です。ソイ（大豆）やヘンプ（麻）、ピー（えんどう豆）などの植物性のプロテインは、食物繊維や抗栄養素（フィチン酸、タンニンなど）が含まれるので、動物性のプロテインに比べて消化に時間がかかり、胃に負担をかける可能性があるからです。ただし、**「乳製品」「ホエイ」にアレルギーのある人は、ホエイプロテインを利用できません。**

プロテインを選ぶときは、**人工甘味料など添加物が入っているものは避け**

ましょう。人工甘味料でよく使われているものは、**スクラロース、アセスルファムK、アスパルテーム**などです。

人工甘味料が使われているプロテインは、長期的に飲み続けると悪玉菌を増やしたり、血糖値の調節が難しくなったり、その結果、食欲が増進して肥満につながりやすくなることがあります。このため、**ノンフレーバー**を推奨しています。ただし、タンパク質の摂取量が足りない人ほど、プロテインの味や匂いを苦手とすることが多いので、飲みにくい場合はフレーバー付きのものでもやむを得ません。その場合、甘味料は、糖アルコールである**エリスリトール**のものをおすすめしています。ほかの人工甘味料と比べて腸内環境への悪影響が少ないと言われており、人工甘味料不使用のプロテインによく使われています。

通信販売ではエリスリトールを使用したフレーバー付きのプロテインが手

に入りますが、近所のドラッグストアやスーパーには人工甘味料入りの商品しか置いていないという人もいると思います。

ベストなプロテインが見つからなくても、必要なタンパク質量を摂取することのほうが重要なので、多少の人工甘味料には目をつぶって飲みやすい味、好きな味を選んで始めてください。

ホエイプロテインには、ＷＰＣ（ホエイプロテインコンセントレート）、ＷＰＩ（ホエイプロテインアイソレート）、ＣＦＭ（クロスフローマイクロフィルトレーション）とさまざまな種類があります。一般的なのがＷＰＣで、大手のドラッグストアなどで簡単に手に入ります。しかし、乳糖が含まれているので、体質によってはお腹を壊したり、脂肪分によって胃もたれを起こす人もいます。

「プロテインはどうしても下痢をしてしまうので飲めないんです」という10

代の男性クライアントがいました。牛乳でも下痢をするかと聞いたところ、「お腹がゴロゴロするので飲めません」とのことでした。このようなタイプの方にはいくらがんばってもＷＰＣプロテインは向きません。

ＷＰＩは乳糖や脂肪酸がほぼ削ぎ落とされているプロテインです。牛乳を飲むと下痢をしてしまう人や、プロテインで胃が重くなるという人でも比較的利用しやすいものです。

はじめてプロテインを使用するクライアントには**CFM**をおすすめしています。乳糖と脂肪酸を限界まで削ぎ落としているだけでなく、ＢＣＡＡ（バリン、ロイシン、イソロイシンという必須アミノ酸）を添加しているからです。胃腸の状態が万全ではない場合でも、ひとまずＢＣＡＡが入っているので、そのままアミノ酸が吸収されて少量でも飲み始めた日から体感が出やす

CFM　クロスフローマイクロフィルトレーション

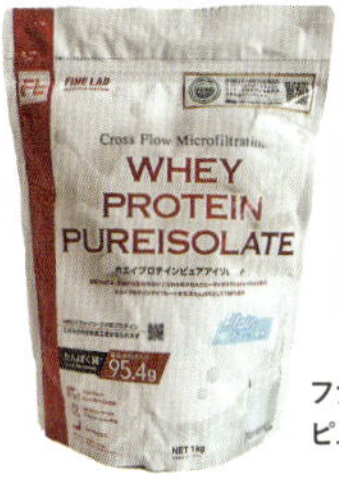

- 価格はやや高い　•吸収率が高い
- 他商品と比較して胃の負担が軽い傾向
- アミノ酸まで分解が進んだタンパク質が含まれる
- フレーバー付きでは人工甘味料が使用されている（長期的に使用する場合は、フレーバーなしが推奨）

ファインラボ ホエイプロテイン・
ピュアアイソレート（プレーン風味、1kg）

WPI　ホエイプロテインアイソレート

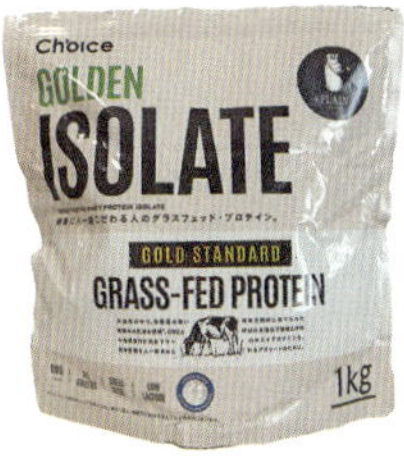

Choice
ゴールデンアイソレート・
グラスフェッド・ホエイプロテイン
（プレーン、1kg）

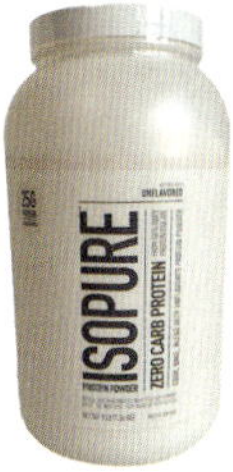

ISOPURE ゼロカーボ
プロテインパウダー
（無香料、1.36kg）

- タンパク質含有量が高いものが多い
- 乳糖・脂肪酸が限界まで削ぎ落とされている
- 牛乳で下痢をするタイプでもトラブルなく使えることが多い

WPC　ホエイプロテインコンセントレート

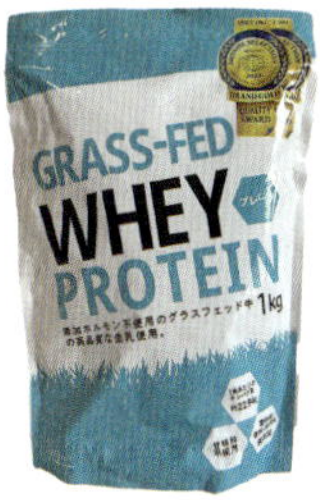

LOHAStyle グラスフェッド・
ホエイプロテイン（プレーン味、1kg）

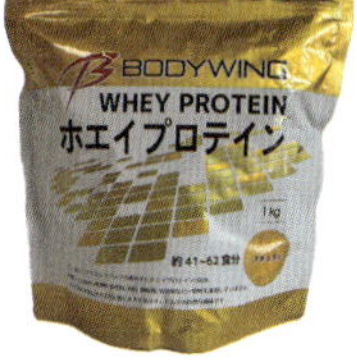

ボディウイング
ホエイプロテイン
（無添加ナチュラル、1kg）

- 一般的で安価なものが選べる
- 脂質も乳糖も含まれているため、牛乳で下痢をするタイプの人はお腹を壊す可能性がある
- 消化・吸収力が低下していると胃腸に不調が出ることがある

いのです。

ただ、コストはＷＰＣが圧倒的にお安く、ＷＰＩ、ＣＦＭは割高になります。

まずはＣＦＭを1日2杯、コンスタントに飲めるようになるところまで徐々に量を増やしていきます。これによってタンパク質が18ｇ摂れます。

プロテインの正しい飲み方

多くの方が、プロテインを付属のスプーン2杯に水もしくは牛乳を混ぜてゴクゴクと飲み始めてしまいます。商品パッケージにも1回あたりの目安量としてそのような表示がされているので無理もありません。

ところが、これまで低血糖の状態が続いていて、アドレナリンの影響で胃腸の動きも低下していた人は、いきなりそれだけのタンパク質量を増やしてしまうと消化・吸収が追いつかず、未消化症状を起こすことがよくあります。

ですから、プロテインの飲用は**付属のスプーンに１／４杯程度の量**から開始します。シェイカーに**常温かそれ以下の温度の水**と一緒に入れて溶かします。常温以下としているのは、タンパク質は熱変性を起こすからです。変性したタンパク質は消化できません。**水分量は１００㎖以下にならないようにしてください。多い分にはいくらでもかまいません。**

牛乳や豆乳で溶かしたほうが飲みやすく、タンパク質の摂取量も増えるのでいいと思われがちですが、タンパク質を**十分に吸収する**ことのほうが先決です。せっかく消化しやすい動物性タンパク質を選び、乳糖をなくしたプロテインを選んでいるのですから、水を使用してください。

プロテイン摂取のゴールデンタイムは、「朝起きてすぐ」と「夜寝る前」などと言われていますが、不安・パニックにお悩みの方のなかには、朝起きた直後や寝る前に摂取をすると胃腸に負担がかかったり、夜間の尿意につながる場合があります。おすすめのタイミングは**食間**です。胃にあまり食べものが入っていないほうが、プロテインの吸収率がアップします。補食のタイミングと合わせて、ミニおにぎりと一緒にプロテインを摂取していただくとちょうどよいですね。

なお、プロテインは血糖値を維持する力が弱く、血糖値を維持する補食の代わりにはならないのでご注意ください。

まずは付属のスプーン１／４杯＋水１００㎖を、７〜10日継続していただき、タンパク質の未消化症状のないことが確認できたら、さらに１／４杯増やします。このとき、一度に１／２杯を飲むのではなく、１／４杯を２回に分けて摂取します。朝１／４杯、夕１／４杯といった具合です。この状態もやはり７〜10日継続します。

「不調がないのでどんどん増やしてもいいだろう」と思ってもグッと我慢です。途中まで問題がなかったとしても、一定量から急に未消化症状が出現して、しばらくプロテインをお休みしなければならないことも少なくありません。

そもそもプロテインは多頻度少量の摂取がもっとも吸収率がよいので、摂取タイミングを分散するほど吸収率は上がります。

このように７〜10日おきに１／４杯ずつ増やしていきます。朝、昼、夕、寝る前などに分けられると最高ですが、最低でも１日２回に分けてください。

量を増やしていくあいだに未消化症状が出現した場合は、ひとつ前の量まで戻します。その量でしばらく継続して、胃腸に問題がなければまた1／4杯ずつ増やします。

最終的に2杯／日をめざしてゆっくり進めます。プロテインを使ってタンパク質の消化・吸収のリハビリをしているイメージです。

元々小食だった30代の女性は、胃が重く感じるたびにプロテインの摂取量を減らして、付属のスプーン1杯を飲めるようになるまでに4ヵ月以上かかりました。それでも胃腸に負担をかけずゆっくり進められたことで着実に体感がありました。量より吸収率のほうが大切だと教えてくれる事例です。

そしてどんなに食事からのタンパク質の摂取量が少なくても、CFMプロ

プロテインの飲み進め方

付属のスプーンで1/4杯を水100〜150mlで溶解し、ゆっくりと飲む。7〜10日はこれを継続し、未消化症状が出なければ1/4杯ずつ増量していく

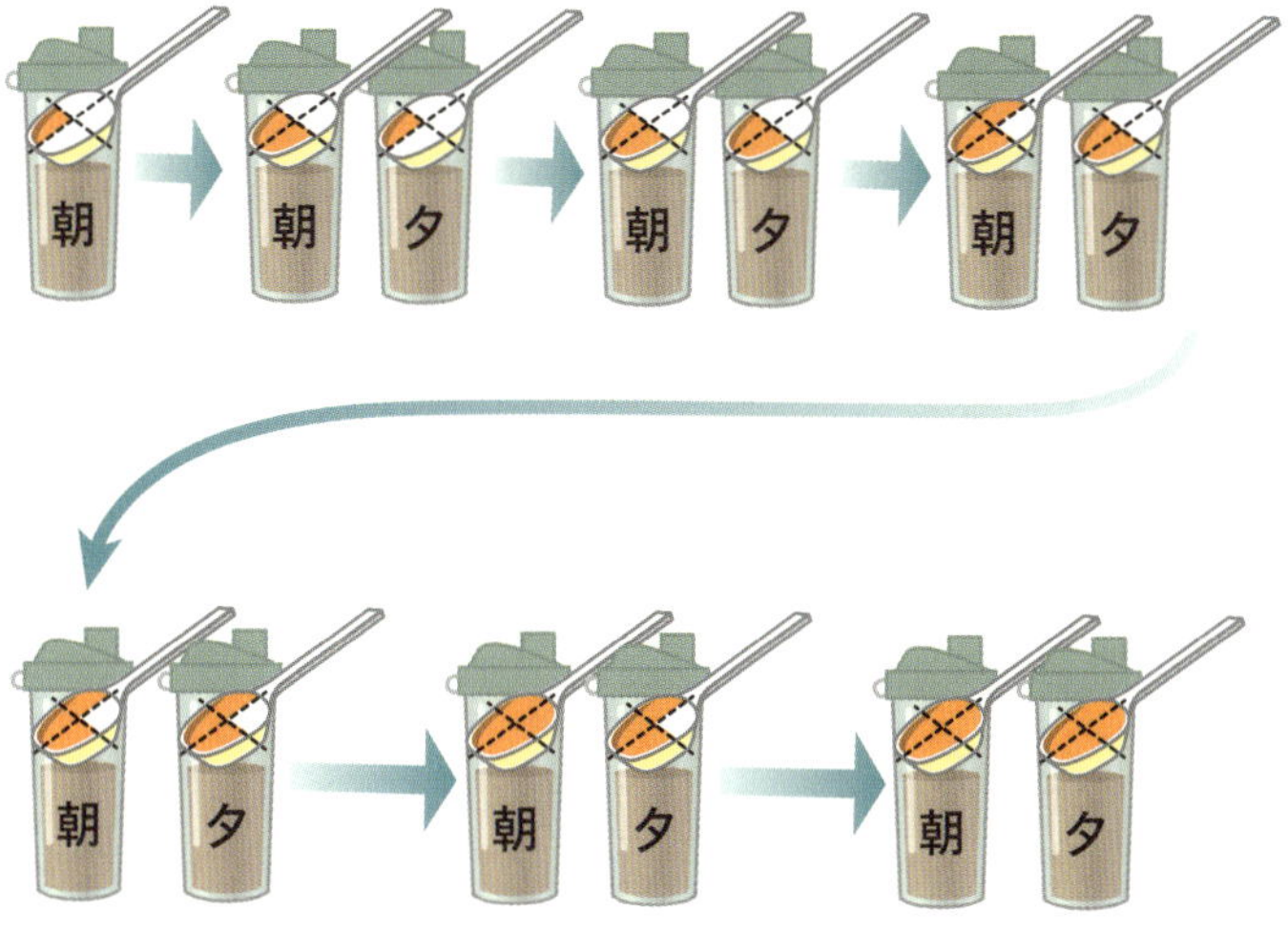

POINT

- 未消化症状が出たら、ひとつ前の量に戻す
- 7〜10日は目安なので、これより短くしても長くしてもOK

テインからのタンパク質の補給は1日2杯（タンパク質量は18g）までとしましょう。最初から不足しているタンパク質を、すべてプロテインで補おうとすると、プロテインの摂取量がどんどん増えてしまいます。毎日6杯飲むといった極端な量になって継続できません。

また、肉や魚など食材からタンパク質を摂取することで、ビタミンB群、鉄、亜鉛、EPAやDHAなどさまざまな栄養素が一緒に摂れます。加えて咀嚼《そしゃく》は胃腸の動きをよくしたり、セロトニンの分泌を促すことにも関係します。単純にプロテインでタンパク質量を増やせばいいのではありません。

プロテインはあくまで食事で足りないタンパク質量を補完する食品として考えましょう。慣れてくると、「夏場に食欲がなくなってそうめんしか食べる気にならないので、タンパク質補給のためにプロテインを飲む」といった使い方に変わっていきます。

焦らず、ゆっくりゆっくりからだにタンパク質を満たしていきましょう。

食欲や気力が湧いて、おかずの準備ができるようになったり、消化酵素の合成もできるので自然とタンパク源を摂れるようになります。

十分にタンパク質が消化できる腸になったとわかった時点で、比較的安価なＷＰＣプロテインに切り替える人もいます。

「食べるもの」より「食べないもの」が大事

ここまで、タンパク食によってからだの修復に必要な栄養素を吸収する大切さを述べてきました。

さらに、胃腸を元気にするためには「食べないもの」を決めることも非常に有効です。

小腸の粘膜に炎症を起こしやすい代表的な食品は小麦（グルテン）です。リーキーガット症候群という言葉を聞いたことはあるでしょうか？　小腸の粘膜上皮はタイトジャンクションといって細胞同士が密着結合しています。小腸の仕事は栄養素を吸収することですが、なんでも受け入れてしまうと有害なものまで体内に入ってきてしまうので、粘膜の細胞がおしくらまんじゅうをしているように身を寄せ合って、未消化の食物や異物が体内に入り込まないように厳しい関所として機能しています。しかし、リーキーガット（腸漏れ）とは、腸壁の密着結合が緩むことで、有害物質や未消化の栄養素が腸壁を通過し、血液中に漏れ出す状態を指します。

次ページの図に示されているように、腸壁に隙間が生じている様子があり、体内に異物が入り込んでいるのがわかります。これは腸壁の密着結合が緩んでいるため「リーク」、つまり「漏れやすい腸」と呼ばれています。この状態になると、腸内で吸収された物質が門脈を通って肝臓に運ばれ全身を巡るため、炎症反応や代謝の異常を引き起こして、結果として血糖値の調節に影響をおよぼすこともあります。

この炎症反応は全身におよび、細胞膜にも炎症を引き起こすことで、栄養の吸収が妨げられます。その結果、細胞内に必要な栄養が届きにくくなり、エネルギーの生成が低下したり、気分の落ち込みや疲労感といった症状が表れることもあります。

おもに海外の論文や学会では、リーキーガットが糖尿病や過敏性腸症候群、慢性疲労症候群といった病気に関連していると報告されています。[※14,15] 国内の一般的な病院ではまだ広く知られていない場合もありますが、メンタル面の不

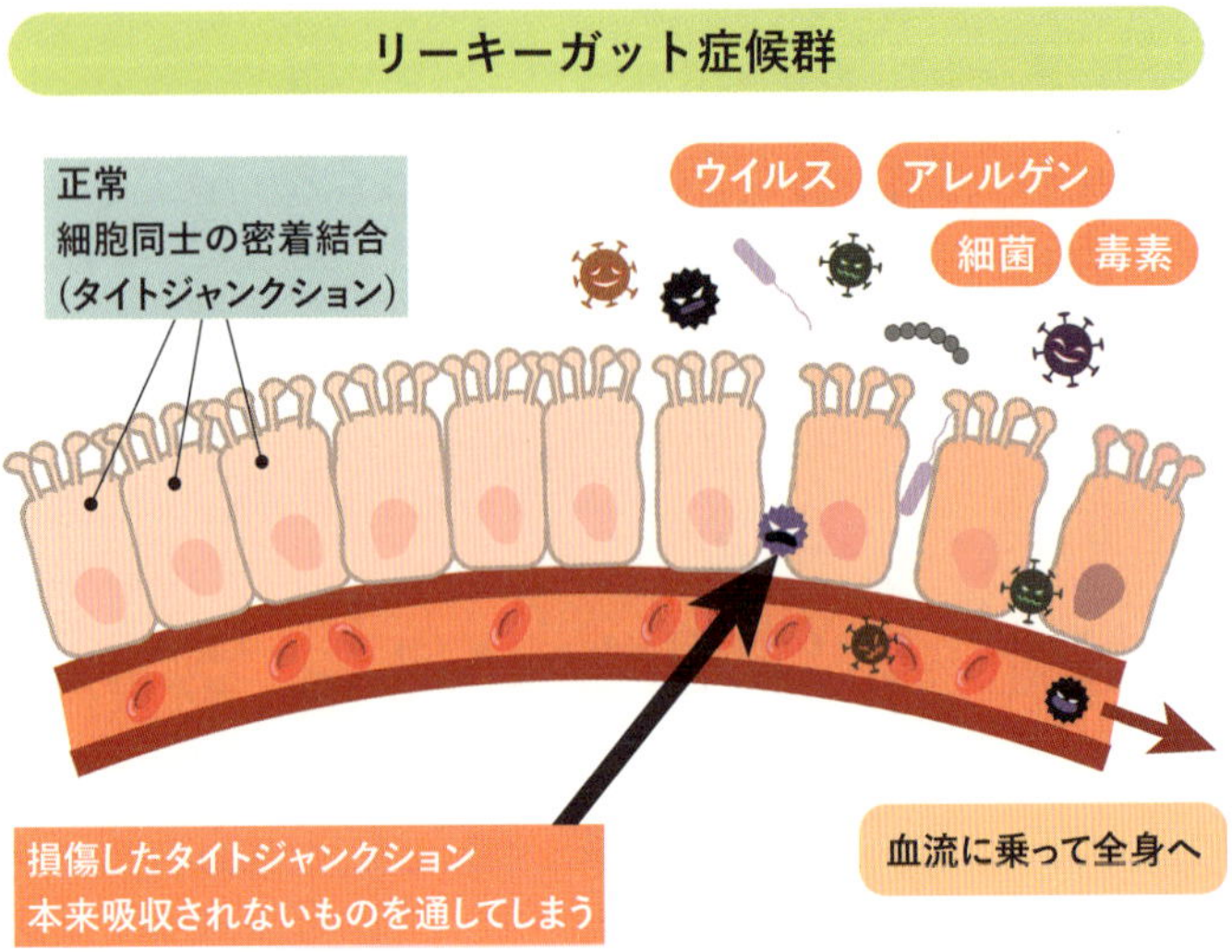

調や慢性疲労の原因のひとつとして指摘されることがあります。

この状態を引き起こす要因には、小麦や砂糖、乳製品、非ステロイド性抗炎症薬（ロキソニンなど）の長期的な摂取（服用）が含まれます。これらは腸の粘膜に炎症を起こし、リーキーガットの状態を促進するとされています。

とくに小麦に含まれるグルテン（パンやうどんのモチモチさのもとになるタンパク質）は、腸壁の密着結合を制御するゾヌリンというタンパク質を活性化させ、腸壁に隙間をつくり出してしまいます。日常的に小麦を摂取すると、腸が自らこの隙間を広げ、腸内環境を悪化させる可能性があるのです。

これまでもクライアントにグルテンフリーをおすすめしてきましたが、便秘傾向や下痢傾向だった方が、毎日バナナ便が出るようになったり、毎日飲んでいた痛み止めがいらなくなったり、メンタル的にも安定することがよくありました。グルテンは控えてみて損はありません。

40代の亜矢子さん（仮名）は近所にお気に入りの天然酵母・全粒粉のパン屋さんがあって、毎日そこのパンを食べていました。ご自身なりに健康にこだわってそういったお店を選んでいましたが、グルテンフリーにはなりません。グルテンのデメリットをお伝えして「騙《だま》されたと思って1ヵ月やめてみてください」とお伝えしました。すると、1ヵ月でご本人も驚くくらい体調がよくなりました。「健康を考えてやっていたことが逆効果だったんですね」と笑って話せるほど、以前とは別人のように見違えました。

毎朝パンを食べている方、麺類を好む方が一時的にやめることで体調がよくなるケースは枚挙にいとまがありません。

ところが、グルテンフリーはカウンセリング現場の空気がもっとも重くなる提案なのです。それまで目を輝かせて話を聞いていたクライアントも、グルテンフリーに話がおよぶと途端に目の光を失って、声のトーンが落ちてしまいます。なかには「小麦を食べるなと言われたら、食べるものがなくなります！」と怒り出す方もいました。

グルテンフリーは、グルテンに強い影響を受けている人ほど拒否反応を起こす傾向にあります。全員ではありませんが、グルテンが消化されると、モルヒネ類似物質（グルテモルフィンやグリアドモルフィン）が生成されるからです。

これらは、グルテンが消化される過程で生じるペプチド断片で、エクソルフィン（外因性オピオイド）に分類されます。ペプチドとは、前述したとおり、アミノ酸が鎖状につながってできた分子で小さい単位のタンパク質です。オピオイドとは、痛みの緩和や快感の生成にかかわる化合物です。天然と人工の両方があり、モルヒネやコデインのような医薬品のほか、ヘロインのような違法薬物も含まれます。神経系での痛みの信号を減少させたり、快感や鎮静作用を引き起こしたりするため、鎮痛剤として医療で使用されることがあります。

グリアジン（グルテンの一成分）由来のグリアドモルフィンも、オピオイド様作用をもつとされています。これらの物質は血液脳関門を通過し、脳内で軽度の依存性や報酬系の刺激を引き起こすため、グルテンへの依存や過剰摂取に関与している可能性が示唆されているのです。※16

つまり、「小麦を控えましょう」と言われて不快感をおぼえるとしたら、グルテン依存になっている可能性があるということです。

また、低血糖状態で小麦を我慢することは相当な苦痛になります。そもそも低血糖だと、血糖値を一気に上げる小麦を求める傾向にあるからです。小麦を使用した食品やお菓子が欠かせない方は、嗜好ではなく低血糖を起こしているために手が伸びているのかもしれません。

3週間スッパリ小麦をやめる

栄養療法を取り入れている医療機関では、グルテンフリーは最低3ヵ月、あるいは治療が終了するまで中止が必要な場合もあります。

しかし、わたしの提案は治療ではなく「体質の改善」なので明確な区切りを設けていません。もっと言えば、「まずはやってみてもらわないとわからない」のです。

ひとつの目安として**3週間**とお伝えしています。まずは3週間、小麦製品をスッパリやめたときの体感で、継続するかどうかを判断してもらいます。わたしの経験上、グルテンフリーをすると3週間ほどで体感が出てくるからです。

小腸の粘膜は1・5～3日で新しくなると言われています。これはほかの臓器と比較しても極めて早いターンオーバーのサイクルで、腸粘膜がつねに新しい細胞で保たれることの重要性を示しています。ここで有害な物質を吸収してしまえば、全身に回ってしまうからです。

つまり、小腸の粘膜にストレスを与える食品を3週間控えているあいだに、小腸は生き生きと細胞を入れ替えているのです。3週間やめてみるだけでも取り組む価値がありそうですよね。

ただし、食べたり食べなかったりはなしで、3週間はスッパリとやめてもらいます。なんらかのよい体感があった方には継続をおすすめして、なんの改善もなかったという方にはもう一度説明をして再度やっていただきます。それでもなんの改善もないということであれば、SIBOを疑った対応が必要な場合があります。高フォドマップの食品も制限してもらいます。

臓器や細胞のターンオーバー期間

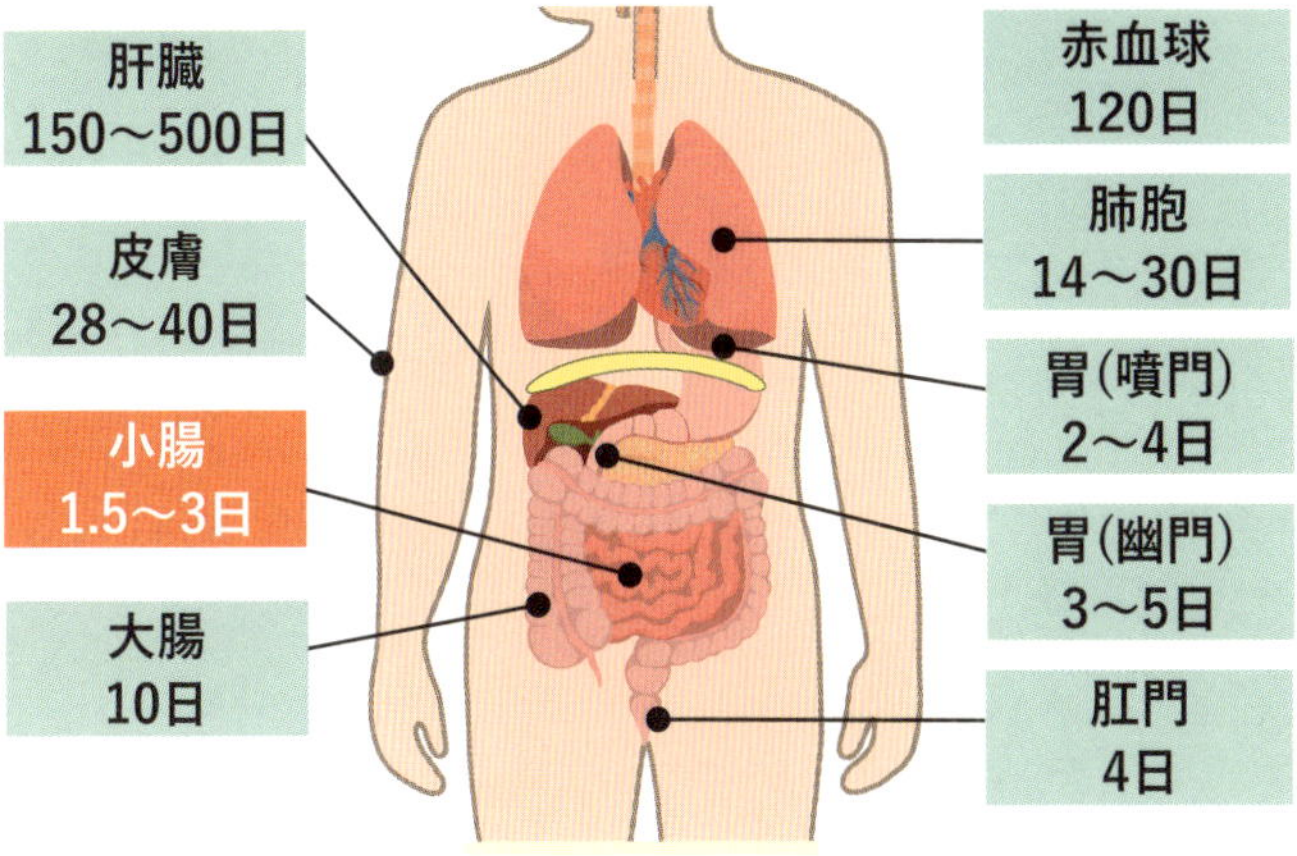

体質の改善に必要なのは、やろうと思えること、実践中に体感があることです。まずは3週間、完全にグルテンフリーにすることで何かしらの体感があります。その状態にメリットを感じられた方は、その後、数ヵ月でも継続することができるのです。

「家族もわたしもパンが好きなんですよ〜」と言っていた50代の京香さん（仮名）は、グルテンフリーを渋々始めました。

最初はご自身だけ毎朝のパンをご飯に変えたところ、しばらくして娘さんから「ママ、なんか最近よく笑うようになったね」「やせた？」と言われるようになったそうです。その後、自然と家族全員がパン食から米飯食に変わり、1ヵ月後には「もう食べたいと思わないんですよね。我慢はしていないです」とおっしゃっていました。小麦の影響によって、食べたいと思わされていただけだったのだと思います。

治療でグルテンフリーをおこなう場合は、食品栄養成分表示を見て、醤油などの調味料やつなぎに使われているものも避けるように指導を受けることがあります。これはグルテン不耐症やセリアック病などの治療、腸内の悪生菌を除菌するような治療でおこなわれる制限です。

ここでお話ししているのは「今まで食べすぎていたのでちょっと休もう」

という話なので、お休みする食品は少し緩めです。控えるのは、ズバリあなたの目から見て、小麦を使っていると思うものです。

たとえば、次の食品には小麦が使われているでしょうか？　いないでしょうか？

パン・うどん・パスタ・十割そば以外のそば・そうめん・お好み焼き・たこ焼き・カレーやシチューのルウ・グラタン・ピザ・パン粉を使用した揚げ物・餃子《ぎょうざ》や焼売《しゅうまい》・ケーキ・クッキー・まんじゅう・中華まん。

どれもふっくら、ふわふわ、サクサク、トロトロという見た目や食感で、明らかに小麦が使われていそうですよね。それらは3週間お休みしてください。小麦はそれくらい私たちの日常に根ざしていて、しっかり意識しないと避けきれないものなのです。

「え～好きなものばっかり！」と思った方ほど、お休みしてみる価値がありますよ。これらは「好きなもの」であって、「食べるもの」はほかにもたくさんあります。


よく行くスーパーを思い出してみてください。入口から入ってまず正面に野菜や果物の売り場が目に入るでしょう。そこから店内の外周をぐるっとL字に回ってみます。通り過ぎたのは肉、魚、卵、野菜、果物、大豆食品といったコーナーではないでしょうか？　その範囲にあるものでさまざまな献立をつくれるはずです。小麦を使っていない食品はたくさんあります。

長い人生のたった3週間です。そのなかで一生ものの健康法を得られるでしょう。

3週間スッパリ小麦(グルテン)をやめる

※全粒粉は高グルテン

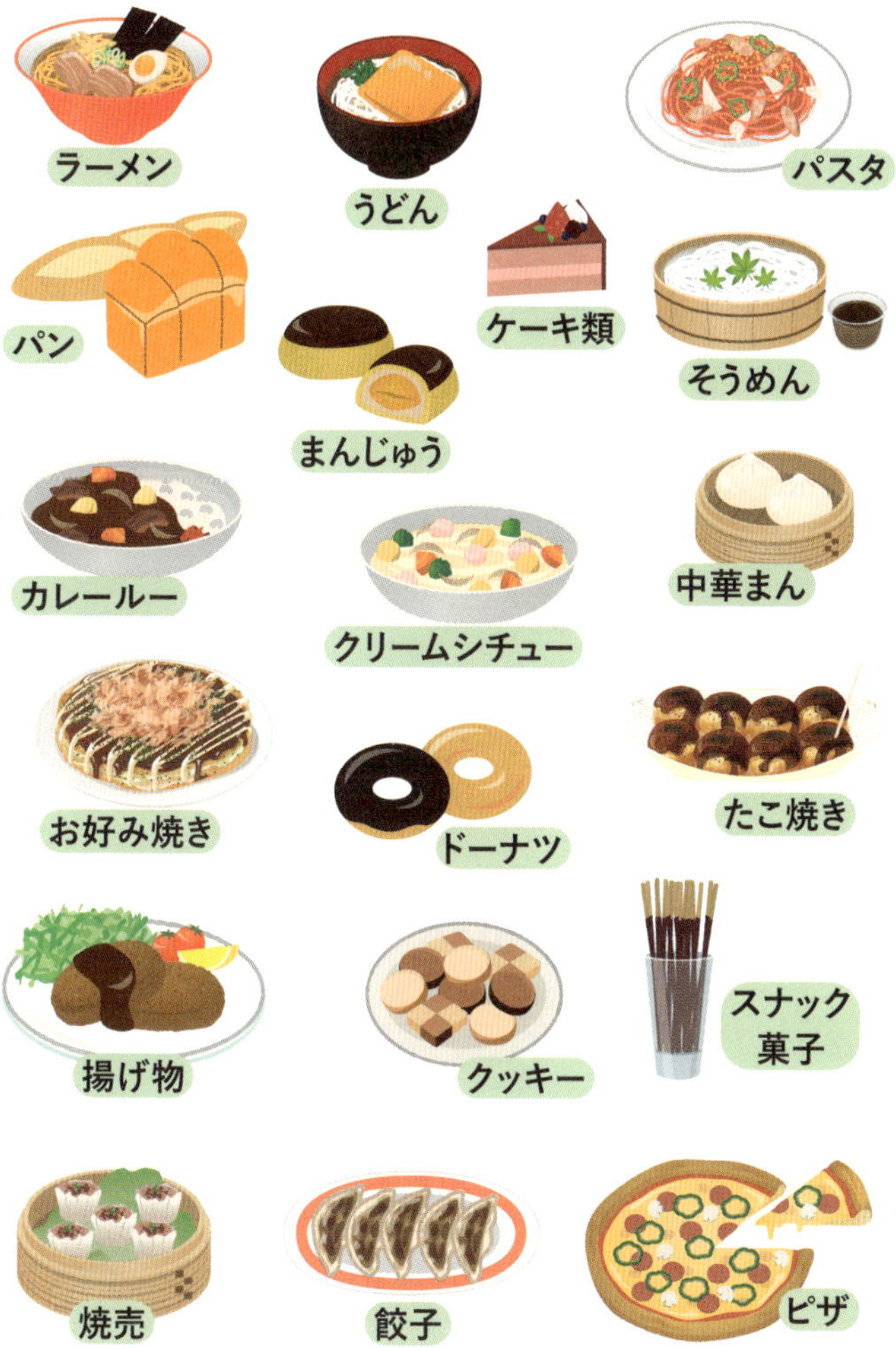
ラーメン
うどん
パスタ
パン
ケーキ類
そうめん
まんじゅう
カレールー
クリームシチュー
中華まん
お好み焼き
ドーナツ
たこ焼き
揚げ物
クッキー
スナック
菓子
焼売
餃子
ピザ

やめ時は再開してみて決める

3週間続けても変化がない場合、再開したときに体調に変化がないかを慎重に見極めます。小麦を断つと、小麦の影響により、敏感になります。

毎日のように頭痛薬を飲んでいた、30代で看護師の裕子さん（仮名）は、グルテンフリーを始めたところ「まったく頭痛薬を飲まなくなった」と、とても喜んでいました。

ところが3週間が過ぎて小麦摂取を再開したら、また薬を必要とするようになってしまいました。

このほかにも、グルテンフリー中には消失していた便秘や下痢、ガス腹などの慢性的なトラブルやイライラなどのメンタルの不調が出現することがあります。

その場合、ほとんどのクライアントは、自主的にその後もグルテンフリーを継続されます。

わたしのカウンセリングでは、まず3週間試してみる。そのあとにグルテンを解禁して不調が起こるようであれば、ふたたびグルテンフリーに戻っていただきます。

この2回目のグルテンフリー期間では1ヵ月に1回、小麦製品を食べてみて（1食分）、からだの反応を確かめていき、とくに影響を感じなくなったときには完全終了となります。早い方で6ヵ月、平均して8ヵ月から1年半でグルテンフリーから卒業する印象です。わたしは2年かかったので、クライアントの皆さんは早いなと感心します。

ただ、その後も食べすぎれば、腸のコンディションが悪化してしまうという人が多いです。小麦とは適切な距離感をもって付き合うことが大事です。「子どもが喜ぶので週末だけパンにしています」「誕生日などのイベントのときだけはOKにしています」「お友だちとの月一のランチと、家族との外食時だけは気にせずに食べています」といったように、グルテンの心身への影響から解放された方々は、ご自身でルールを決めて、体調のコントロールをしています。

また、小麦の影響があるうちは、再開するとなんらかの不快な感覚をおぼえることがあります。とくに最初の3週間が終わったあとに解禁したときに強く出る方が多いです。小麦を解禁する日は、外出の予定がない日に設定してください。

コールセンターで働く40代の志保さん（仮名）の昼食は、いつも菓子パンかカップラーメンでした。

グルテンフリーを始めると、便秘やお腹の張りがなくなったり、体重が減ったり、化粧のノリもよくなるといったよい変化が起こりました。メンタル的にも予期不安を感じなくなりましたが、3週間後、待ってましたとばかりにインスタントラーメンを食べたそうです。

すると、強いお腹の張りと腹痛に襲《おそ》われて、しばらくトイレから出られなかったと話してくれました。

「グルテンはやめておいたほうがいいとよくわかりました」と、その後もグルテンフリーを継続し、開始から8ヵ月後に「もう小麦製品を食べてもお腹が痛くならなくなりました」と教えてくれました。そのときにはもう小麦を含む食品に対しての強い欲求もなくなっており、米飯食が定番になっていました。

●グルテンフリーをするうえで大事なこと

グルテンフリーでよい体感を得た方から「これって子どもにもやったほうがいいですよね？」という質問を受けることがよくあります。気持ちはとてもわかります。頭の霧が晴れたような感覚になることもあるので、お子さんの学力向上も期待されるのかもしれません。

でもグルテンフリーは家族を巻き添えにしないことが大切です。家族の食事までグルテンフリーにして、家庭内不和が起こるケースを数多く見てきました。

クライアントには「ご家族が毎朝パンなら、自分だけは冷凍ご飯を準備しておいて、小麦抜きのおかずなら一緒に食べてください」とお伝えします。何も困っていない（本人が必要だと感じていない）他者に強要して良いことはひとつもありません。

もちろん、ご家族が自主的に追随するケースはよくあります。「お母さん明るくなったね」「やせた？」「肌がきれいになってない？」と聞かれてグルテンフリーをしていると話したところ、娘さんだけでなく旦那さんも米飯食に変わったという方や、父親が生活習慣病の改善のために一緒に始めたという方もいました。

あなたが自分のために続けていれば、よい変化を見て必要を感じた家族がグルテンフリーに取り組むこともあります。まずは自分のことに集中してくださいね。

代替品

小麦を使った加工食品に慣れていると、グルテンフリーを始めた当初は米飯食だけではなかなか満足できません。

しかし、大豆やえんどう豆、ひよこ豆などの種子類を使ったものや、米粉やヒエ、アワなどの穀物を使ったパン、麺類も豊富になっています。ビーフンやフォー、春雨も麺類の代替品になります。

揚げ物は小麦粉を使わなくても、片栗粉や米粉で代用できます。いまは米粉100%のパン粉もあります。カレーやシチューも米粉でとろみをつけるレシピをインターネット上で簡単に探すこともできます。餃子の皮なども米粉100%のものが手に入ります。

注意点は街のパン屋さんの米粉パンです。アレルギー対応食品でもない限りは、小麦粉が含まれていると考えていいです。わたしが調べたところ、多いと6割以上が小麦粉だったお店もありました。

でもこれは仕方がありません。米粉１００％のパンは硬くなってしまうからです。餅《もち》を焼いて放置しておくと固くなってしまいますよね。常温で販売している場合は、小麦粉を混ぜないとおいしさや食感が保てないのです。米粉１００％のパンは大抵冷凍で売られています。常温で売っている場合、店員さんに小麦粉が含まれていないか聞いてみてくださいね。

小麦製品の代替品

材料としての小麦類似品

- 米粉　•片栗粉
- 葛粉
- 米粉、大豆粉でできたパン粉

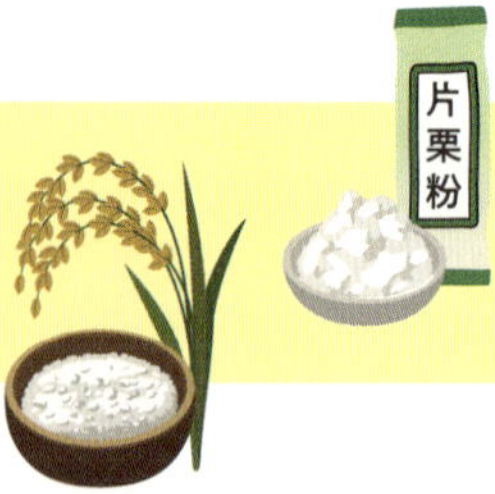

麺類

- 米粉、大豆粉でできた麺
- えんどう豆のパスタ
- 豆腐麺　•アワの麺
- こんにゃく麺
- 十割そば　•春雨

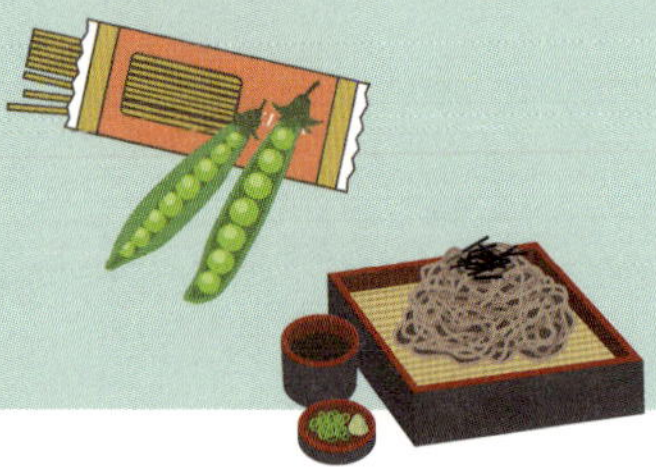

その他のグルテンフリー商品

ネット上にグルテンフリーレシピがあるものなど

- 米粉パン　•米粉のケーキ、クッキー
- 米粉の餃子の皮
- 米粉のお好み焼きの素
- オートミールクッキー
- オートミールパン
- そば粉ケーキ　•大豆粉ケーキ
- 米粉を使った天ぷら
- 米粉と豆乳のクリームシチュー

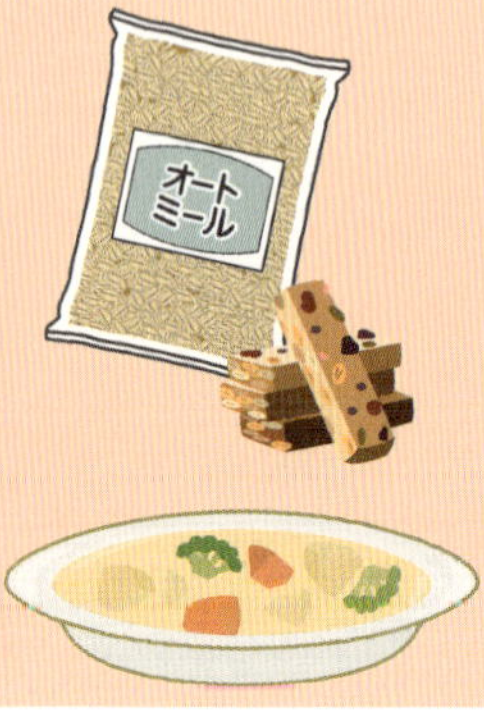

サプリメントは必要か？

低血糖対策をおこない、腸内環境を整え、タンパク質の摂取量を増やして、必要に応じてグルテンフリーの食事に切り替える。わたしのカウンセリングでお伝えしている基本の食事法は以上です。

「サプリメントは必要ありませんか？」という質問を受けることがあります。サプリメントについては、体感的に効果がもう少し欲しい場合に導入を考えます。メンタルの不調がある場合、体力の低下も伴っていることが多いため、日常動作に負担を感じない程度の体力をつける栄養素を摂ることは効果的です。

具体的には、**ビタミンB群、マグネシウム、亜鉛、ビタミンC**といった栄養素をサプリメントで摂取することは有効です。これらの栄養素は生命維持のためのあらゆるシステムにかかわっているからです。また脳内神経伝達物質の合成にも必要とされます。

次の二次元コードを読み取ってＬＩＮＥ登録していただくと、推奨するサプリメントの情報が入手できます。

ただ、理想的には、サプリメントを使わずに食事から必要な栄養素を摂取するのがベストです。食事を準備する体力もない方はサプリメントを活用してください。

サプリメントの注意点

サプリメントを利用する場合に注意してほしい点がいくつかあります。

1）持病の内服薬とサプリメントの相性

薬を飲んでいる方は必ず主治医、調剤を受けている薬局の薬剤師に確認してください。治療薬によっては特定の栄養素が効果を減じたり、症状を増強させることもあります。

持病がある場合は必ず主治医にご相談ください。

2）サプリメントを摂取していい体調か

解毒力が落ちているとサプリメントの利用を控えたほうがいい場合があります。

私たちのからだの中で、おもに解毒力を担当している臓器は、腎臓と肝臓です。これらの臓器を治療中の方も、病名にかかわらず、必ず医師の許可を得てからご利用ください。

3）メーカー推奨量を逸脱しない

医師以外がサプリメントの摂取量を指定することはできません。自己責任でご利用いただくしかないのですが、わたしは安全な方法として、メーカーが1回量もしくは1日量として提示している量を超えないようにお伝えしています。

ネット上では、メーカー推奨量をはるかに超える量でビタミンやミネラルを摂取するよう勧めている情報も散見されますが、これは医師による綿密なフォローがない場合には非常に危険です。

サプリメントはある人にとっては薬のように効果を発揮しても、ある人には毒になることもあるのです。誰かにとって安全でも、それがそのまま自分に当てはまるわけではありません。

そもそも、ここまで述べてきた食事法に取り組んでいただければ、毎日の食事から栄養を消化・吸収できる胃腸が出来上がり、消耗も抑えられ、栄養素が細胞内にも届きやすくなっています。そんなに大量のサプリメントを利用しなくても、十分体感が得られます。

ただし、ビタミンＣだけは例外でメーカー推奨量では不十分な場合があります。1日の摂取量が1000㎎と表記されていることが多いと思いますが、これは吸収率がいちばん高いからです。

成人の場合、最低でも1日2000㎎を下回らないように摂取してください。ビタミンCの摂取量が多すぎる場合は、おならが増えたり下痢をします。その場合は減らしましょう。おすすめは1回1000㎎で1日に2回飲むことです。

4）定期検診などを利用して、自己管理をする

口から入れた栄養は一旦肝臓に運ばれてから全身に分配されたり、解毒されます。サプリメントを摂取することは、肝臓の仕事を増やすことでもあります。

安全に使用すればメリットは多いのですが、定期検診を利用してどこかの臓器に負担がかかっていないか、体内での栄養素のバランスがおかしくなっ

ていないかを確認することは重要です。何かしらの異常が起こったら、すぐかかりつけ医に相談しましょう。

●鉄のサプリメントは自己判断で利用しない

今回、鉄のサプリメントはご紹介しませんでした。理由は、必ずしも摂取してよいケースばかりではなく、むしろ危険な場合も少なくないことです。

鉄のサプリメントを使用する場合は、生理的に通常考えられない量が体内に入ってきます。摂取した人に炎症があれば、それが増悪することもありますし、胃腸内の悪玉菌の中には鉄をエサにしてエネルギーを得るものがいるため、それらが増殖すると栄養が奪われてしまい、疲労や気分の落ち込みの原因になります。

慢性的な炎症や悪玉菌の増殖が起こると、体内での自己防衛が働くため、摂取した鉄がからだの各所で利用されることはなく、肝臓に貯蔵されるだけです。その場合、鉄の貯蔵を示す検査値は非生理的な数値（基準値を超える）になっているものの、体感はとくにないという状態になります。鉄過剰は自覚しにくいのです。

このようなことから、わたしは鉄のサプリメントをおすすめしていません。どうしても補給したい場合は、医師の監督下で定期的に採血ができる環境でおこなうことが重要です。

たしかに月経の出血量が多い方や、痔《ぢ》による出血がある方などは、食べものからの摂取だけでは足りないこともあります。ただ、わたしの経験上、これまでの食事法を順番に進めていただければ、鉄のサプリメントを摂取しなくても十分よい変化が起こります。

第6章

睡眠は
もっとも効果的な
修復

睡眠の見直しは最後の手段

わたしのカウンセリングでは、3ヵ月目までは生活習慣に対しては何も変更を求めません。たとえ大きな問題がある場合でも、それは後回しです。何時に寝ていてもまずは現在の状態を受け入れ、低血糖対策を進めるなかで変化を実感したら、ボーンブロスやグルタミンの摂取を進め、1ヵ月ほど続けて「疲労感が減った」「便通が改善された」といったポジティブな報告が寄せられるようになったらタンパク食を提案します。ほとんどのクライアントはこれでかなりの改善が期待できます。

しかし、少数ですが、食生活の改善だけではなかなか回復しない人もいます。その場合には生活習慣の見直しを考えてもらうのです。

なぜ生活習慣の見直しを最後に提案するかというと、変えるのが非常に苦痛だからです。

早寝早起き、栄養バランスの取れた食事が健康にいいことは誰もが知っています。でも、なかなか実践できないから不調が続くわけです。

それを「あなたは不調だから」と大上段に構えて、理想論を押し付けても解決にはなりません。カウンセリングでもっとも重要なことは本人の「よくなるために、これを試してみよう」「続けてみよう」という意志です。わたしはクライアントがよりよくなるための方向性を情報として示しているにすぎません。

何をするのかを決めて、体調の変化を見ながら、続ける・やめるといった選択をするのはすべてクライアント自身です。ご自身の試行錯誤のなかで体感があると改善意欲も湧いてきます。そのため、低血糖対策でも、補食をしてもらうだけで食事内容の変更は求めないように、なるべく現在の生活リズム、スタイルを変えることなく取り組めるようなものから提案していきます。それが第5章までのアプローチでした。

なかには症状が重く、そうしたアプローチでは変化が見えない人もいます。そこで痛みを伴いながら、生活習慣の改善に取り組んでいただくのです。

「23時前に寝ている人は回復が早い」

分子栄養医学の恩師、宮澤賢史先生のお言葉です。わたしがカウンセリングで感じていることと合致しています。

毎日0時以降に寝ている方は不安・パニックの回復に時間がかかる傾向にあり、深夜1時以降に寝ている方は栄養療法の効果がさらに限定的になります。

ところが「早寝早起き」は、大人の心をくすぐる提案にはなりません。

「子どもを寝かしつけてからしか自由な時間がなくて……」

「仕事から疲れて帰ってきて、夕食を終えたらうたた寝してしまうので、深夜に家事をするしかなくて……」

「夜に韓国ドラマを見ることが唯一の楽しみなんです」

これらはカウンセリング中に実際にお聞きしたクライアントの声です。日中は忙しい大人にとって、夜は特別な時間なんですよね。

しかし、いくら食事を変えても体感がなかった方も、早寝早起きに移行すると一気に状況が変わることがあります。

50代で管理職をされている泉さん（仮名）に0時前には寝るように提案したところ、「仕事が終わって帰宅すると、すぐに塾まで子どものお迎えに行って、ご飯を食べさせて、自分の自由になる時間が0時からなんです」と困った様子でしたが、1ヵ月という期間を区切ってこの期間だけは早寝早起きに取り組んでいただきました。

すると「これまでいかにからだが重かったかを自覚しました」と睡眠の効果に驚いていました。夜型の生活を何年もしていると、からだへのダメージは蓄積していても、麻痺《まひ》したように感じられなくなります。

早寝早起きは昔から当たり前に言われてきました。それでもいまだに語り継がれているのは、多くの人が実践できておらず、実践すれば目覚ましい効果が期待できるからです。たかが早寝早起きとバカにせず、騙されたと思って試してみてください。翌朝、体調の違いを実感するでしょう。

心身の回復に重要なのはゴールデンタイムに寝ること

成長ホルモンは、おもに深い睡眠中（ノンレム睡眠時）に分泌がピークに達します。一般的には、**22時から2時ごろまでのあいだ**がもっとも分泌されやすいとされています。この時間帯は、とくに成長ホルモン分泌に重要な「ゴールデンタイム」と呼ばれることもあります。

子どもはからだの成長に、大人はからだの修復に成長ホルモンを使います。つまり成長ホルモンの分泌が少ない睡眠は、その分、からだが修復されていないということなのです。

心の安定はからだが安定してこそもたらされるものです。毎日の睡眠でしっかりからだの修復を進めましょう。心の安定にもとても重要です。

ネットでは「何時に寝ても成長ホルモンが出る」という説も流布《るふ》されていますが、でも、成長ホルモンはコルチゾールが十分に低下していないと上昇できないものです。

コルチゾールの分泌のピークは朝8時台で、昼にかけてだんだん出なくなり、夜はほとんど出ないというのが正常です。そして深夜3時を境に朝へ向けて徐々に上昇していきます。

しかし、夜でも活動性が高いとコルチゾールは分泌され続けます。夜間にコルチゾールが下がらないと、成長ホルモンの分泌が不十分で、細胞の再生や修復が十分におこなわれなくなります。これが原因で、疲れが取れず、日中に眠気を感じたり、不眠になったりします。

睡眠はもっとも効果的なからだの修復時間

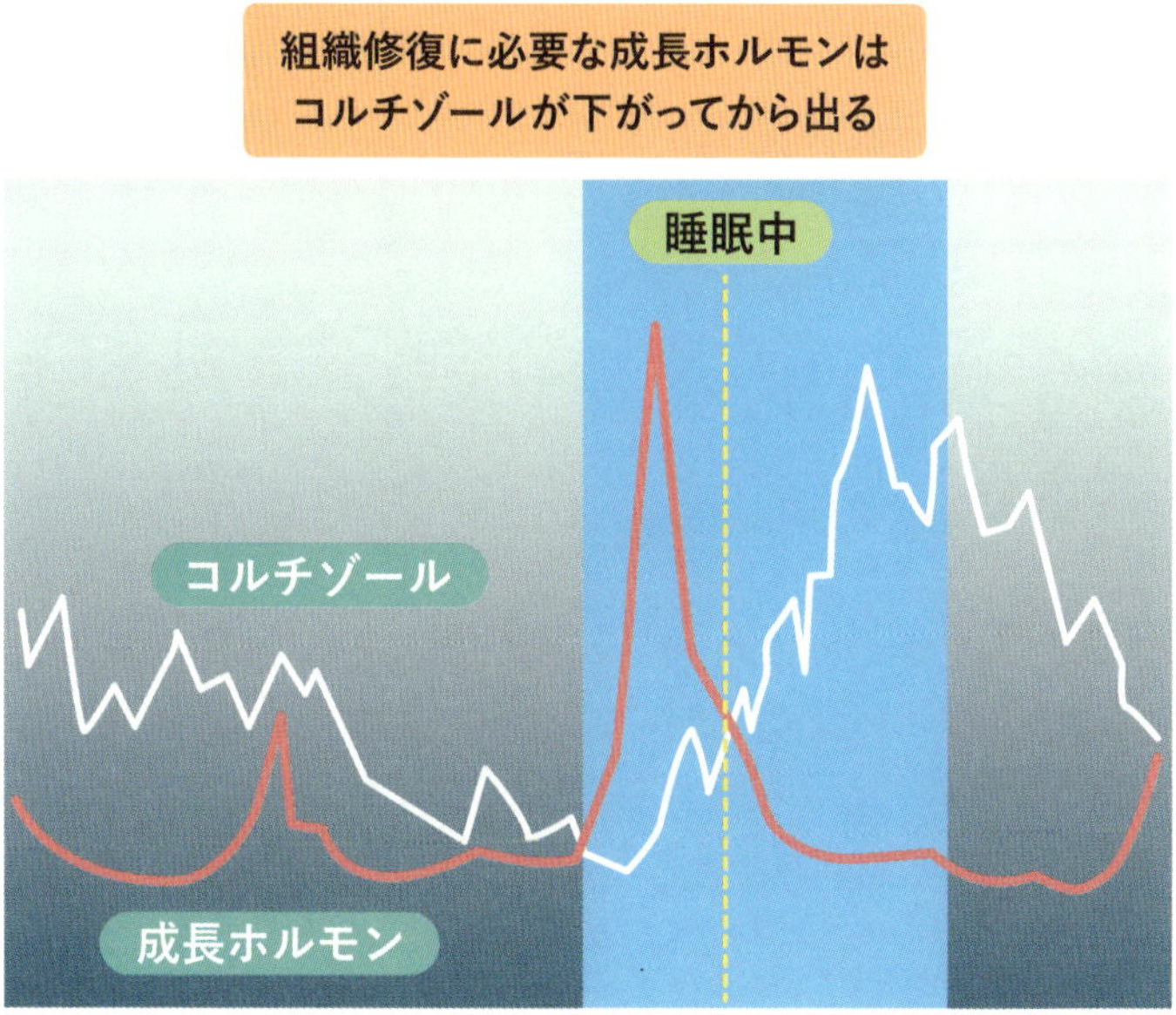

組織修復に必要な成長ホルモンは
コルチゾールが下がってから出る

そのために

- 22時までにベッドに入る
- ベッドでスマホを見ない
読書をしない
- 就寝1時間前にはPCの使用を止める
- 就寝2時間前までに食事をすませる
- リズムを毎日同じにして安定化させる
- カフェインは「0」

※より修復が必要な人（第2期：移行期以上）は
睡眠時間を長めに取る

昼間に寝だめをする人もいますが、明るい時間帯はコルチゾールが分泌されているため、成長ホルモンの分泌は促されません。細胞が修復されないからますます疲労感が増すという悪循環になります。

●何時に寝て何時に起きるといいのか

「0時前の睡眠は0時以降の睡眠の2倍の修復効果がある」と言われています。たとえば21時から0時まで眠っていれば、6時間分の睡眠効果が得られているということになります。ですから、早く寝れば寝るほどいいということになります。まずはできるだけ0時前の就寝を心がけることです。

じつはわたしは夜型で、0時前に寝るなんて考えられませんでした。ところが宮澤先生にこの話を聞いてから、まずは自ら実践してみようと思い立ちました。

試しに23時台に寝てみると、それだけでも翌日スッキリ起きられました。それに味をしめて次は22時台に寝るようにしてみました。すると普段より少しだけ早く起きられるようになってきて、いつも朝10時の仕事開始ギリギリまでかかっていた家事が、仕事前にはすっかり終わるようにもなりました。「次はもっと早起きしてみよう」と、21時台に寝るようにしたところ、朝日を浴びながらウォーキングをするようになりました。毎日夜遅くまでかかっていた事務仕事が午前中のうちに終わるようになり、午後からはカウンセリングに集中できるようになりました。

最後はとうとう20時台に寝てみることにしました。すると、夜にやっていたことはすべて朝に終わり、仕事の能率が上がるだけでなく、よいアイデアも浮かぶようになったのです。

これは当時、実験のために一時的におこなったことで、なかなかそこまでの早寝は難しいのですが、今でも遅くまで仕事がない日は21時にはベッドに入って、遅くとも22時台には就寝するように調整しています。早寝でどれだけコンディションが整うかを知ってしまったので、夜起きていることがもったいないのです。

寝る前にスプーン一杯の蜂蜜で睡眠の質を上げる

早めに床についても寝つきが悪くて布団の中で何度も寝返りを打っているうちに深夜になってしまうとか、深夜に目が覚めてしまい、そこから眠れなくなってしまうという人がいます。

まず、晩酌をしている方は控えましょう。アルコールを摂取すると4時間程度で血糖値が下がってしまいます。睡眠中に低血糖が起こると、ノルアドレナリンやアドレナリンが分泌されて、交感神経が興奮して眠れなくなります。中途覚醒したり、不安を感じてネガティブな思考が止まらない状態になることもあります。

あるいは日中の緊張が強い方も、寝る時間まで交感神経優位になりがちです。すると寝つきが悪くなったり、途中で目が覚めてしまいます。

睡眠の質を上げるためには**寝る直前の補食**は有効です。ただし、この場合、補食をして歯を磨いたらすぐに就寝してください。10分とほかのことをしてはいけません。

胃腸が整っていないうちは固形物を摂ると朝の胃もたれにつながる可能性があるので、**スプーン1杯の蜂蜜**をおすすめしています（糖尿病の人は対象外）。前述したとおり、蜂蜜は単糖類ですが、医療機関での実績もある食品なので例外とします。

蜂蜜は小腸で吸収されると小腸粘膜内で代謝されてダイレクトにエネルギー源として利用されます。そして余った分は門脈を通って肝臓に運ばれて絶食中の血糖値の維持に使われます。

小さじ1杯程度から始めてみてください。それで睡眠の質がよくなればいいですし、改善がなければ増やします。最大で1回に大さじ1杯まで摂取可能です。血糖値が上がりすぎてしまうリスクを考慮します。

蜂蜜は加熱してしまうと、含まれているアミノ酸や酵素、ビタミンB群が失われてしまいます。このため、非加熱がおすすめです。

しかし、日本では販売する際に加熱することが義務付けられているので、一般的なスーパーでは、非加熱の蜂蜜を入手することは難しいです。輸入の蜂蜜は通販サイトや自然食品店などで手に入ります。

ひとつ注意点があります。補食として利用する際**マヌカハニーはNG**です。マヌカハニーは殺菌力が強い半面、長期的に摂取を継続することで腸内環境や免疫機能にも影響をおよぼす可能性があるという見解があります。蜂蜜のほうが安価ですから、非加熱の蜂蜜を使ってください。

ただ、本質的には日中の低血糖や過剰な緊張、運動不足、アルコール、カフェインが夜間低血糖には関係してきます。まずは日中の低血糖対策から始めて、本書の食事法をしっかり実践してください。

夜更かし癖を解消する方法

夜型の生活や昼夜逆転の傾向があるのは「体内時計が狂っている状態」です。体内時計は太陽と同期することでリセットされます。脳の視床下部にある視交叉上核《しこうさじょうかく》という部位が、その仕事を担っています。[※17] この部位は、朝目覚めて、昼間に活動的になり、夜には眠くなるようからだに指示を出します。このメカニズムは太陽の光を頼りにしています。太陽光が網膜を通じて視交叉上核に届くことで、体内時計はリセットされます。

つまり、朝目覚めてからしっかり太陽光を浴びることで睡眠のリズムは整っていくのです。すでに睡眠が乱れてしまっている人は**日の出から1時間以内の太陽光を5分以上直視**してください。あくまで日の出直後の太陽光に限ります。日の出から1時間を超えた太陽光はまぶしすぎて目に有害です。これだけで昼夜逆転生活が解消したクライアントが多数います。

冬の日の出は朝6時過ぎですが、夏は朝4時台になるため、実践が難しいこともあります。

厳密に日の出直後に太陽光を浴びることができなくても、午前中の早い時間に太陽光を浴びながら5分以上深呼吸をしてみてください。ただし、太陽光の直視は厳禁です。

完全に昼夜逆転している人の場合、日の出まで起きていることが多いので、朝日を見てもらうことが可能ですが、夜更かし型や朝寝坊型の人は、朝日を見るのが難しく、ハードルが高くなります。

そうなると、前述したゴールデンタイムを逃さない睡眠を重視します。本来の理想的な時間帯は20時から0時までで、この時間帯の1時間の睡眠は、0時以降の睡眠の2倍の修復効果があるとお話ししました。

ヨガの指導者たちのなかには20時から2時までを睡眠時間として、そのまま朝日を浴びながらヨガをする人がいるそうです。この時間帯の睡眠は合計10時間分に相当すると言われています。

ただし、私たちが20時に寝る生活は現実的ではありません。そこで仕事柄、徹夜を余儀なくされる方や昼夜逆転している方には、20時から0時までのゴールデンタイムに1時間でも仮眠を取ってもらうようにお伝えします。これだけでも疲労がかなり軽減されます。

あるIT系のプロジェクトに従事している啓太さん（仮名）は、サービスのローンチ前やトラブル対応などで、徹夜が当たり前の状況でした。そこで「お仕事上、必要なら徹夜してもかまいません。ただし、20時から0時までのあいだに1時間でも仮眠できますか？」とお話しして、実践してもらった

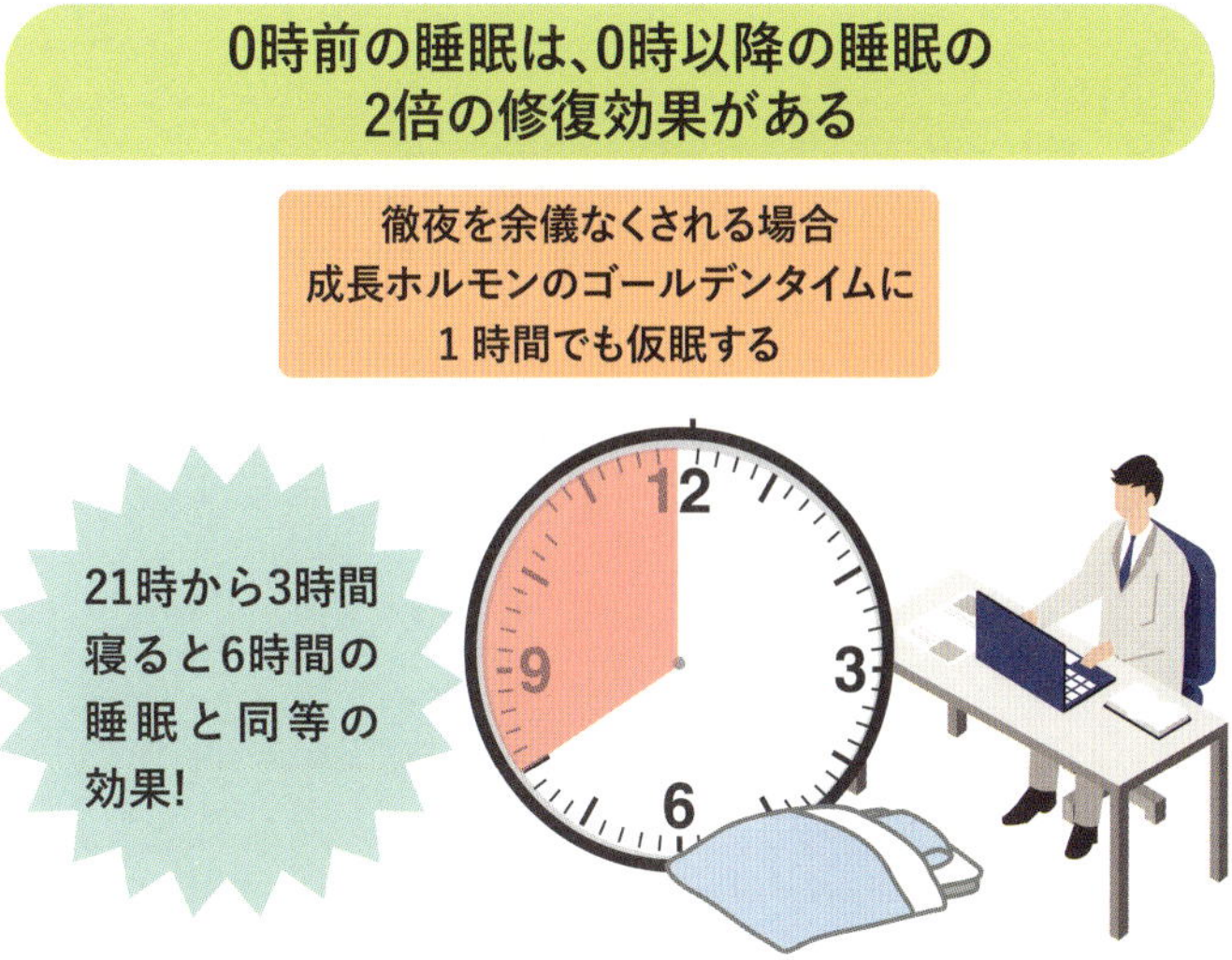
0時前の睡眠は、0時以降の睡眠の
2倍の修復効果がある
徹夜を余儀なくされる場合
成長ホルモンのゴールデンタイムに
1時間でも仮眠する
21時から3時間
寝ると6時間の
睡眠と同等の
効果!
12
3
6
9

ところ、メンタルの回復が早まりました。仮眠はソファで横になるのではなく、部屋を暗くして布団に入ってもらいます。

ほかにも朝7時に寝て、夕方4時に起きるという生活リズムだった30代の望実さん（仮名）は、カウンセリングを始めてから1年が経過しても、昼夜逆転生活だけは直りませんでした。

彼女は最初の食事が夜7〜8時になる生活を送っていました。「食事をとったあとちょっと眠くなるんです」

と言っていたので、その日の21時から0時までは仮眠を取るように提案しました。

するど、1ヵ月後には完全に昼夜逆転生活が直っていました。カウンセリングを受けた日は21時から3時間ベッドに入り、そのあとは犬の散歩をするなど、いつもどおりに過ごしていたらそのまま眠れなくなったので、翌日の夜まで起きていたそうです。不安が強い方なので「眠れなくなってしまった」と怖くなったらしいのですが、その日は夜にぐっすり眠れて、普通に朝の時間に目が覚めたとおっしゃっていました。

それからはずっと朝起きて、夜寝る生活になったそうです。「数十年ぶりの朝型生活です」と感謝の言葉をかけてくださいました。倦怠感が強く、食事の準備など自分のケアも難しい状態でしたが、「ものを片付けられるようになった」「料理をするようになった」と、どんどん調子がよくなっていきました。

自炊できなかった理由としてキッチンや冷蔵庫の中が片付いていないこともありました。夜の覚醒には健やかなエネルギーが使えないものです。夜中に書いたラブレターは出すなという話がありますが、精神的にも思い詰めやすく、海外ドラマをダラダラと観たりネットサーフィンを何時間もやってしまうような活動性で、生産的な活動につながりにくいのです。睡眠のリズムが整って、日中動けるようになったら部屋の片付けも進んで料理も習慣になりました。

この事例からも、昼夜逆転していると、さまざまな健康法を実践していても効果は限定的になると考えています。

望実さんも栄養療法で必要なことは全部やっていました。しかし、大きな変化はなく、昼夜逆転が修正された途端、体調が激変しました。

ライフスタイルを見直す

副腎疲労になる人は、大きく2つのタイプに分類できます。

1つ目は、コルチゾールが少しずつ減少し、アドレナリンに依存し始めるタイプです。この場合、アドレナリンでなんとか日常生活を乗り切ろうとする傾向にあり、ストイックな生活習慣が見られることが多いです。

たとえば、医師が朝まで手術をして、そのままランニングやジムに行く。手術中はアドレナリンが出ているのでテンションが上がっていますが、それは続きません。副腎が弱っているのでコルチゾールも出にくく気分が落ち込みます。そのため運動をすることでアドレナリンを出そうとするのです。このような人は、体調が悪くても運動を休まず、無理を続ける傾向にあります。

抵抗期から徐々に疲弊期に移行しつつある状態です。

2つ目は副腎疲労が進行した場合、極度の倦怠感があり、活動性が極端に落ちてしまうタイプです。横になったまま起き上がれないほど体力が低下してしまうこともあります。

多くのクライアントは、副腎疲労の抵抗期から疲弊期までのあいだに位置しています。

移行期にいる人の特徴は、コンディションにムラがあることです。仕事中はバリバリ働けても、家に帰った途端スイッチが切れたりします。アドレナリンの依存によって平日はなんとかがんばっていても、休みの日は1日中、家でぐったりしているといった人もいます。

わたしの看護師時代を思い出すと、自分だけでなく同僚のほとんどに副腎疲労の傾向がありました。看護師は夜勤手当がなければ、収入が激減してしまうこともあり、シフト勤務をしている人が多いです。若いころは夜勤明けの平日休みが最高の時間とすら思っていたものです。
でも、今となれば、健康を害してまで生活費を稼ぐべきではなかった、早々にライフスタイルを見直す必要があったと反省します。
看護師に限らず、医師、介護士、キャビンアテンダント、夜間に運転するドライバー、警備員、コンビニや居酒屋などのサービス業、深夜稼働の工場に勤務する人なども同様に、副腎疲労のリスクがあります。

メンタルが不安定になっている方は、夜勤のない部署への異動ができないか交渉したり、転職を視野に入れてもよいと思います。

看護師のケースばかりで恐縮ですが、わたしは三次救急の総合病院に勤務していました。このような病院で夜勤が免除になるには、管理職になるか、妊娠するか、子どもが小さいか、自分自身が病気になるかしかありません。

わたしはどれにも当てはまらなかったのですが、それでも副腎疲労について知れば知るほど、夜勤をやめたいと思いました。そこで日勤になるべく、病棟から手術室への異動を希望しました。

脳や心臓といった緊急手術が必要な患者と日々向き合う手術現場はプレッシャーもすさまじく、覚えることもたくさんあります。周囲からは「38歳から入るところじゃない」と止められました。

それでも思いきって異動したところ、仕事の大変さと反比例して、からだは驚くほどラクになりました。夜間救急の対応もありましたが、病棟ほどの頻度ではなかったので、肉体的には余裕ができて、そこから分子栄養医学を本格的に学び始めました。

甲状腺機能の低下がある人は副腎疲労!?

ストレスによるダメージは栄養療法の治療ピラミッドの順番どおりに進行します。最初は低血糖になり、次に腸の調子が悪くなり、そのあと甲状腺ホルモンや性ホルモンが異常値を示します。

副腎疲労かどうかを正確に測るのは唾液コルチゾール検査です。これは栄養療法を専門とするクリニックなどで受けることができますが自由診療です。一般的な病院で保険の範囲で受けることはできません。

検査は1日を通してのコルチゾールの分泌量を知るために、朝起きてから夜寝るまで最低6回の唾液を採取しておこなわれます。

ただ、この検査がなくても**甲状腺や性ホルモンの検査数値に異常があれば副腎疲労の疑いがあります。**甲状腺の病気といえば、機能低下を起こす橋本

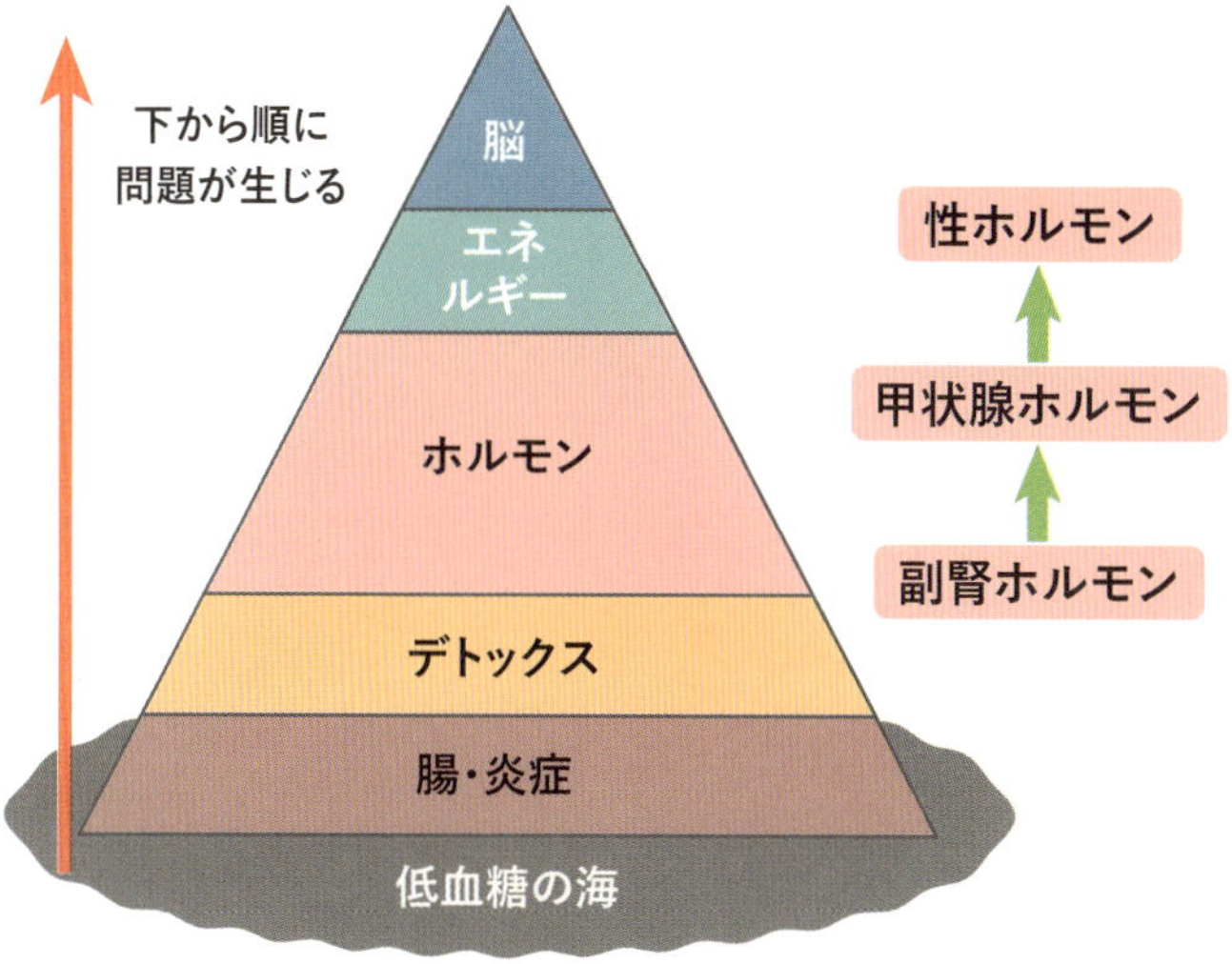

病や亢進《こうしん》を起こすバセドウ病が知られています。わたしは低Ｔ３症候群でした。

　甲状腺ホルモンの分泌は視床下部、下垂体、甲状腺が連携して調節しています。視床下部は、からだのエネルギー消費や代謝が必要だと判断すると、甲状腺刺激ホルモン放出ホルモン（ＴＲＨ）を分泌します。このＴＲＨが下垂体に届くと、下垂体は甲状腺刺激ホルモン（ＴＳＨ）を分泌します。そして、このＴＳＨが血液を通じて甲状腺に届

甲状腺機能の異常

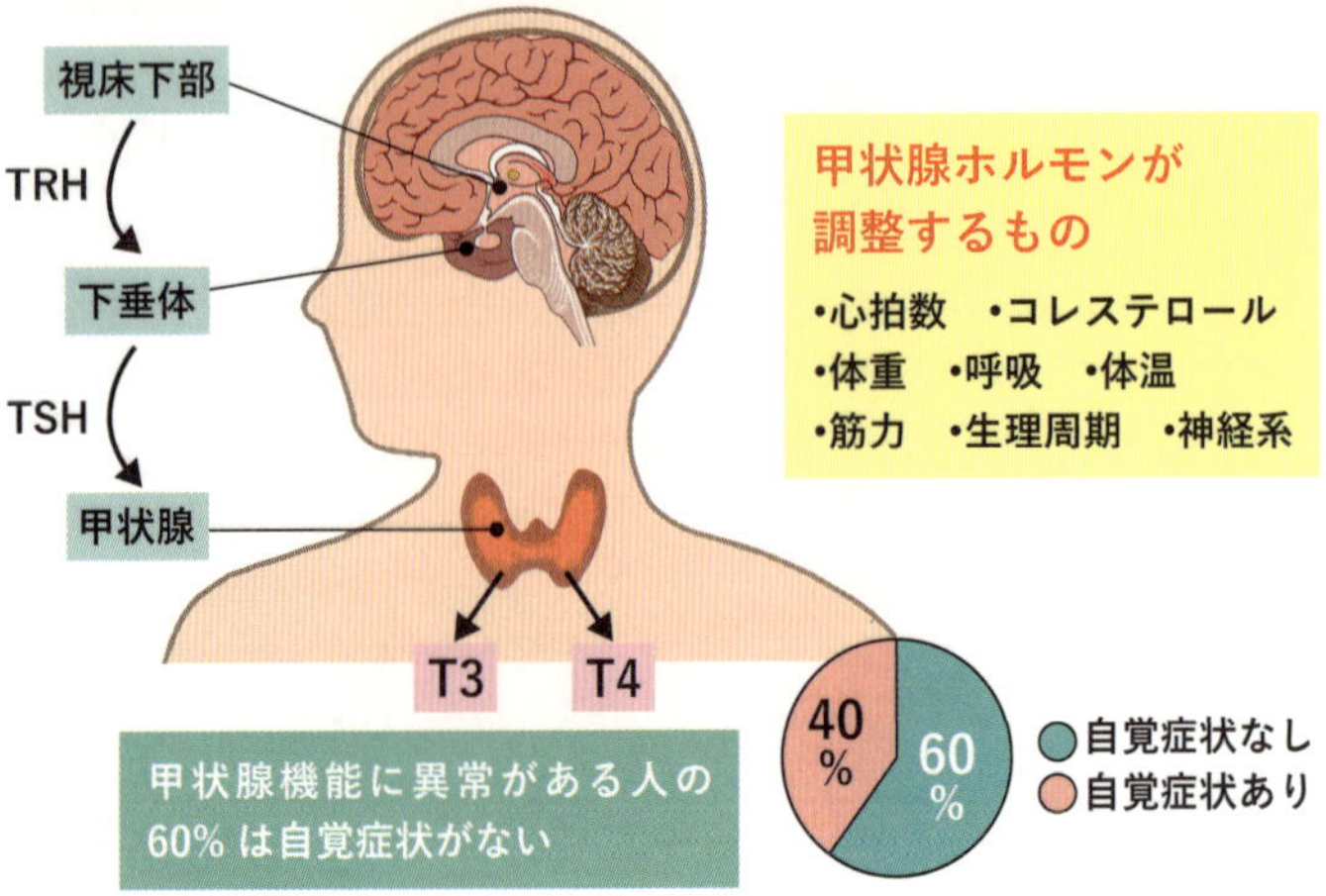

き、甲状腺は「サイロキシン（T4）」と「トリヨードサイロニン（T3）」というホルモンを分泌します。これらのホルモンが全身に運ばれ、エネルギーの産生や体温の調整などを助けます。

下垂体が長期的なストレスで弱ってしまうことで副腎疲労を招くと言いました。コルチゾールも甲状腺ホルモン（T3／T4）も性ホルモンもすべて同じ視床下部、下垂体というルートで分泌されます。

・視床下部⇩下垂体⇩副腎⇩コルチゾール
・視床下部⇩下垂体⇩甲状腺⇩Ｔ４／Ｔ３
・視床下部⇩下垂体⇩卵巣・精巣⇩男性ホルモン、女性ホルモン

分子栄養医学では、ストレスが長期化すると、まずコルチゾールに影響が起こり、その次に甲状腺ホルモン、性ホルモンの順番で悪化していくと言われます。性ホルモンが最後まで守られるのは種の保存が重要だからです。

甲状腺ホルモンにはＴ４とＴ３がありますが、Ｔ４がＴ３に変換されてはじめて活性化されて全身の臓器で利用できるようになります。甲状腺ホルモンはＴ３が大事なのですが、わたしはＴＳＨもＴ４も正常値で、Ｔ３だけが低かったのです。これは全身の臓器に必要なＴ３が低くなって、からだが悲

鳴を上げているのに、下垂体はまったく気にせず、いつもどおりの量のＦＴ４だけをつくっている状態です。

Ｔ４をＴ３に変換できない理由には栄養不足やストレスなどさまざまな要因があると言われています。おもに肝臓で変換されているので、肝臓機能の低下も関連していると考えられています。

ちなみに、よく聞く甲状腺機能低下症は、下垂体が「甲状腺ホルモンが足りていないから出しなさい」と命令することでＴＳＨが上がってしまっている状態です。

脳は「甲状腺ホルモンが少ないぞ」と把握して仕事をしているので、からだが必要な反応は起こっています。

対してＴ３だけが低い状態というのは、脳が甲状腺ホルモンの低下に反応できていない「脳疲労」が強い状態と言えます。不調にふたをして長期的にがんばり続けた結果、わたしは低T3症候群になってしまいました。

低T3だけでは保険診療の対象にならないケースが多いです。甲状腺機能の異常は自覚症状があまりないので、メンタルが不安定であったり、副腎疲労の症状に悩まれている方は「甲状腺専門医」の受診をおすすめします。

なお、甲状腺ホルモンの検査ではタンパク質の影響を受けずに、実際の甲状腺ホルモンの働きを評価できるFT3、FT4（血中でタンパク質と結合していないT3、T4のこと）と表記されます。

おわりに

ここまで読み進めていただき、ありがとうございます。お疲れ様でした。わたしは自分の不調に生化学的な説明がついたとき、心から救われた気持ちになりました。

「タイムマシンがあったら昔の自分に教えてあげたい！」

そんな本を書きたいと思い、少し専門的な内容も端折《はしょ》らずに書きました。

誰でも栄養不足では自分らしさを見失い、100％の能力を発揮することはできません。現在は自分の能力が低いと思っていた過去の記憶が、じつは栄養不足であったと感じるほどに、自己認識が変化しています。もし、あなたが「こんな状態のわたしはダメだ」とジャッジされているとしたら、その前に必要な栄養をからだに与えてあげてください。

栄養が満ちることで、本来の自分の能力が見えてきます。わたしも小さいころから本書の食事法をできていたら、学力も向上し、人生が変わっていただろうと想像します。

残念ながらタイムマシンはありません。その代わり、一人でも多くの方を栄養で元気にするために栄養カウンセラーになりました。

実際のカウンセリングでは食事改善に加えて、必要に応じてビタミンやミネラルの摂取方法をアドバイスしたり、運動も提案していきます。

ただ、本書の食事法にしっかり取り組んでいただくことで、本来の自分を取り戻す基礎が出来上がります。体感もあると確信しています。

この本の内容は、わたし一人でつくり上げることは到底できませんでした。多くの方に栄養療法のすばらしさを伝える場所を与えてくださった、ｎｉｃｏ株式会社の鈴木義一さん、スタッフ、コーチの皆さま。ｎｉｃｏにつなげてくださった鈴木拓さん。栄養カウンセリングにいつも新しい知識を与えてくださる臨床分子栄養医学研究会の宮澤賢史先生、小池雅美先生、冨田のぞみさん。腸内環境の重要性を教えてくださった城谷昌彦先生。カウンセラーとして、一人の人間としての成長を助けてくださっている株式会社ヴィエーまごめじゅんさん。いつもわたしを励ましてくれる実践講座・ＰＮＴの仲間たち。コーチングをしてくれている奥野奈美さん。わたしのいちばんの理解者である夫。今もわたしを育て、応援してくださっているクライアントの皆さまのおかげです。心から感謝を申し上げます。

今日からあなたの人生にきっとよい変化が起こります。何より自分を喜ばせる感覚で、栄養改善を楽しんでいただければさいわいです。

２０２５年３月　カウンセリングルームにて

神楽恵子

巻末特典

9割の人が知らない真の原因

―パニック障害になる人の共通点―

最後までお読みいただき、ありがとうございます。本書をご購読いただいた皆さまへの御礼として、読者限定のプレゼントをご用意しました。

上記の二次元コードをスキャンし、LINE 登録していただくと、特別な動画を視聴することができます。コミュニティ「nicot+」は 2000 人以上のメンバーが栄養改善を実践中で、行動範囲を拡大しています。そのヒントを手に入れてください。

参考文献

※1　Arch Gen Psychiatry.1984;41(8):751-63.

※2　J Clin Psychiatry.1990:51 Suppl A:5-11.

※3　日本内科学会雑誌108巻1号「慢性便秘の定義と分類」尾髙健夫

※4　廃棄物資源循環学会誌Vol.22 No.5「水銀の大気排出量」貴田晶子

※5　土木学会論文集G／66巻（2010）3号「東アジア地域における運命予測モデルを用いた水銀の影響評価」清水香奈ほか

※6　Science.2018;361(6408):eaat5236.

※7　Int J Mol Sci.2024;25(2):1055.

※8　Neurobiol Stress.2021;16:100425.

※9　https://www.science.org/content/article/swabbing-c-section-babies-mom-s-microbes-can-restore-healthy-bacteria

※10　Gut.2023;72(4):772-786.

※11　Nature.2022;602(7898):647–653.

※12　Psychosom Med.2017;79(8):905-913.

※13『腸内細菌が喜ぶ生き方』（城谷昌彦著、海竜社、2019年）

※14　Inflamm Intest Dis.2016;1(3):135-145.

※15　Front Immunol.2023:14:1253121.

※16　Front Hum Neurosci.2016;10:130.

※17　Front Netw Physiol.2021:1:732243.

著者

神楽恵子（かぐら・けいこ）

臨床分子栄養医学研究会指導認定カウンセラー
nico 株式会社エグゼクティブコーチ

北海道生まれ。生来の虚弱体質で、6 歳のときに先天性心疾患の手術をする。11 歳で父親が病死し、母親の難病発症という複雑な環境で育つ。高校 2 年生で経済的自立の必要性を感じ、学年でほぼ最下位の成績から一念発起し、全寮制・学費免除の看護学校に合格する。23 年間の看護師生活で一般病棟、手術室に勤務。高度医療にこだわり、ハードな働き方を続けて長らく副腎疲労に悩む。

食べたものが心身の健康をつくっているという確信から食事療法に取り組む。マクロビオティックを 7 年間、糖質制限を 4 年間おこなうも体調が回復せず、脱毛症、PMS、慢性疲労にも悩まされる。食事について包括的な知識を学び直して分子栄養学と出会い、栄養療法を実践することであらゆる不調がなくなり、健康を取り戻す。

その後、栄養不足で自信を失っている人の力になりたいという想いから看護師を辞めて、分子栄養医学のクリニックにて栄養カウンセラーとしての活動を開始。翌年独立し、国内最大級のパニック改善コミュニティで改善率 94% を記録するトップカウンセラーとなる。これまでのカウンセリング実績は 2000 件以上。現在はパニック障害に特化した栄養アプローチ（NBD）の開発、コーチの教育・育成に携わっている。

YouTube：かぐら先生 | 不安パニックの専門家
https://www.youtube.com/@kagura_sennsei

監修者

宮澤賢史（みやざわ・けんし）

医師・医学博士
京橋ウェルネスクリニック 院長
臨床分子栄養医学研究会 代表

問診や血液、尿、唾液などの多様な検査を通じて疾患の原因を追究し、根本的な治療を提供している。2001 年から栄養療法を開始。ライナス・ポーリング博士の提唱する分子整合栄養医学を医療に取り入れた観点からの医療を展開。

がんから糖尿病、リウマチ、精神疾患まで扱う範囲は幅広く、25,000 人以上に対して栄養療法の診療、データ解析、監修をおこなってきた。2013 年から開催している分子栄養学実践講座は分子栄養学の普及を目的とし累計 2,300 人以上が受講している。

著書
『医師が教える あなたのサプリが効かない理由』（イースト・プレス）
『医師が教える栄養療法成功へのロードマップ：その食事とそのサプリ、ホントに効いてる？』
『「なんとなく不調」の原因かも !? 大人のフードアレルギーを治す食べ方』（マガジンハウス）

不安・パニックは
栄養不足が原因です

2025年（令和7年）4月18日　第1刷発行
2025年（令和7年）6月 8 日　第2刷発行

著　者　神楽恵子
監　修　宮澤賢史
発行者　白山裕彬
発行所　新流舎株式会社
発　売　サンクチュアリ出版
〒113-0023
東京都文京区向丘2-14-9
電話：03-5834-2507　FAX：03-5834-2508

装丁　藤塚尚子
本文デザイン・DTP　次葉
巻頭イラスト　ひげ羽扇
企画　髙木寛太
校正　株式会社ぷれす
印刷・製本　株式会社光邦

ISBN 978-4-8014-9056-7